失眠临证辨治心悟

全国名老中医王立忠临证精华丛书

主审　王立忠

主编　郭健　赵润杨　魏培利　赵玉平

副主编　凡县委　杨旭　张丽敏　刘恩纪
王正　刘建东

编委　（按姓氏笔画排序）
王艳梅　王皖文　王慧莲　刘永生
杨静波　张会超　赵世立　郭中华
梁慕华　韩胜楠　雷小婷　谭高峰

全国百佳图书出版单位
中国中医药出版社
·北京·

图书在版编目（CIP）数据

失眠临证辨治心悟 / 郭健等主编 . -- 北京：中国
中医药出版社 , 2025. 5. -- （全国名老中医王立忠临证
精华丛书）.
ISBN 978-7-5132-9452-2

Ⅰ . R256.23

中国国家版本馆 CIP 数据核字第 20259A4X46 号

中国中医药出版社出版

北京经济技术开发区科创十三街 31 号院二区 8 号楼
邮政编码　100176
传真　010-64405721
廊坊市佳艺印务有限公司印刷
各地新华书店经销

开本 710×1000　1/16　印张 11.25　字数 179 千字
2025 年 5 月第 1 版　2025 年 5 月第 1 次印刷
书号　ISBN 978 – 7 – 5132 – 9452 – 2

定价　49.00 元
网址　www.cptcm.com

服 务 热 线　010-64405510
购 书 热 线　010-89535836
维 权 打 假　010-64405753

微信服务号　zgzyycbs
微商城网址　https://kdt.im/LIdUGr
官 方 微 博　http://e.weibo.com/cptcm
天猫旗舰店网址　https://zgzyycbs.tmall.com

如有印装质量问题请与本社出版部联系（010-64405510）

许 序

名老中医将中医药学基本理论、前贤医家的宝贵经验与当今临床实践相结合，以解决临床诊疗疑难问题。他们的学术思想和临证经验是中医药学术特点、理论特质的集中体现。因此，开展名老中医学术思想与临证经验的传承研究，让前贤名医的宝贵经验传承天下，具有十分重要的现实意义。

全国名老中医王立忠教授，出生于中医世家，幼承庭训，立志以医济人。他于 1958 年考取河南中医学院（现河南中医药大学）六年制本科，毕业后被分配到安徽中医学院第一附属医院工作。他曾拜访著名中医陈可望、崔皎如、王乐匋、杨新吾等先生，向他们虚心求教，医技日渐精进，临床疗效不断得到提高。1985 年，王立忠教授被调至平顶山市中医医院，担任主管业务的副院长。1989 年，河南省中医院（河南中医药大学第二附属医院）正式成立开业，王立忠教授又被调至河南省中医院任门诊部主任，他是河南省中医院的首批中医内科专家。2008 年，他被评为第四批全国老中医药专家学术经验继承工作指导老师。立忠先生从医执教 60 余年，坚持勤读经典，旁参诸家，治学严谨，博采众长，精益求精。他擅长治疗内科杂病，专长脑病，临床上创立了辨治发热八法、头痛辨治八法、中风后遗症辨治八法、失眠辨治九法等系统治疗方法，临证用药经验丰富，思路新颖，并不断钻研创新。他精心研制的用于治疗眩晕的"萸竹定眩丸"、治疗顽固性头痛的"蠲痛丸"、治疗失眠的"神衰胶囊"等，均被广泛应用于临床，疗效显著。早在 2013 年，我曾为立忠先生主编的《王立忠临证医集》一书写过序，深感品读这位临床大家之作，颇有"若啖蔗饴，若对玉鉴"之感。多年来，立忠先生常以"博采众长勤耕耘，仁心仁术济苍生"自勉，其已有《王立忠医论医案集》《王立忠临证方药心悟》等八部大作传世。他深得中医同道认可，深受中原父老乡亲、广大患者的赞许和爱戴。

随着生活节奏的加快，这些年失眠患者越来越多，有的彻夜难眠，甚是痛苦，严重影响工作和生活，失眠已成为威胁人类健康的一个重要因素。于是，立忠先生本着实用有效的原则，在集成历代医家治疗经验的基础上，结合自己多年来的心得体会，同其门人认真总结研究，主持撰写了《失眠临证辨治心悟》一书。该书系统论述了王立忠教授治疗失眠的学术思想、临床治疗思路、方药运用经验、药对应用经验，并包括门诊医案实录等，体现了立忠先生遣方用药的灵活性和破格用药的独到之处。

我与立忠先生是相交 40 多年的好友，每每在一起切磋学术，总使我受益匪浅。先生已过 84 岁高龄，且身患多种疾病，又腿脚不便，每逢外出参加活动，总要轮椅相伴。但是他壮心不已，仍笔耕不辍，坚持著书立说。为了广大患者，为了挚爱的中医事业，他献出了毕生的精力，实在让人敬佩。现实生活告诉我们，尽管这个世界上有许多阴影，但是我们总能看到一些超凡脱俗而仰望星空的人，他们身上时时闪耀着灿烂的阳光。我们应该真诚地尊敬这些超凡脱俗、不甘平庸而仰望星空的人。因为，他们才是这个社会的希望，立忠先生就是这样的人。

《失眠临证辨治心悟》一书是立忠先生主持的又一部力作，得以付梓，我倍感欣喜。此书的出版，必将为杏林的百花园壮色。承蒙不弃，嘱写序言，聊致数语，望先生教之。

许敬生
2025 年 3 月 15 日于河南中医药大学金水河畔问学斋

王 序

我出生于中医世家，幼承庭训，立志以医济人。父亲秉权公，1950年参加太康县卫生协会，任协会主任、河南省周口市太康县高贤区卫生院院长，名闻乡里，前来求医者众多。我受家庭熏陶，父亲对我管教甚严，要求我背诵《汤头歌诀》《濒湖脉学》《医学三字经》等中医启蒙书籍，并用毛笔小楷抄写，由此我受益良多。我于1958年考取河南中医学院（六年制本科），毕业后被分配到安徽中医学院第一附属医院工作。虽然六年的学习为临床实践打下了理论基础，但我认为这只是走完了第一步，与真正的临床实践还相差甚远。于是我边临床、边学习、边求教，利用业余时间，拜访中医老前辈。我曾拜访著名中医陈可望、崔皎如、王乐匋、杨新吾等先生，向他们虚心求教，学习他们的宝贵经验，于是临床疗效和技术水平不断得到提高。他们学识渊博，临床经验丰富，医德高尚，从言谈话语中可以看出，他们不仅精通经典，而且文学功底深厚，为我们树立了光辉榜样。聆听他们的教诲，我对疑难病症和遣方用药有了较为明确的理解与认识，耳濡目染，受益匪浅，颇有"听君一席话，胜读十年书"之感。

历经60余年，我坚持勤读经典，旁参诸家，勤于临证，对医术精益求精，但在临证时，总觉得知识匮乏，经验不足。因此，我常以"谦受益，满招损""梅花香自苦寒来"的古训来激励、鞭策自己，不断学习以充实自己，提高临床水平。

近年来，随着社会经济的发展和生活节奏的加快，人们在工作和生活中承受的压力日益加剧，失眠患者越来越多，部分患者彻夜难眠，甚是痛苦，严重降低生活质量与工作效率，这就要求医者对失眠的研究更加深入，并且探索新的有效治疗方法。本着实用有效的原则，我主持撰写了《失眠临证辨治心悟》

一书，在集成历代医家治疗经验的基础上，同时结合了自己多年来的心得体会，特别是遣方用药的灵活性、破格用药的独到之处。例如，治疗痰瘀型顽固性失眠，我常用血府逐瘀汤加法半夏（30g 以上）；治疗胃中不和上扰心神的痰滞失眠，在黄连温胆汤的基础上重用法半夏 30g 而获良效；治疗情志因素引起的失眠，在辨证方中酌加合欢皮、合欢花、佛手等解郁安神；治疗顽固性失眠，酌加龙骨、牡蛎、紫石英、磁石以镇惊安神；治疗睡梦中易惊醒、再难入睡者，酌加朱砂、蝉蜕、琥珀等镇惊安神；治疗血虚失眠，在归脾汤的基础上酌加首乌藤、柏子仁以养血安神。

承蒙著名古汉语专家许敬生教授为本书作序，著名书法家朱忠宝教授为本书题写书名，在此以致谢忱！

特以本书敬献同道，希望诸位读后能有所启迪，方感欣慰，但由于水平有限，不足之处在所难免，恳请诸位提出宝贵意见，以便今后修订完善。

王立忠

2025年3月20日于郑州

前　言

　　王立忠教授出生于中医世家，幼承庭训，对中医怀有深厚的感情。他于1964年毕业于河南中医学院，从医执教60余载，教学相长，潜心钻研诊疗技术，治学严谨，博采众长，学验俱丰。他主张师古不泥古，审证求机，辨证与辨病相结合，权衡标本，经方、时方灵活运用，遣方用药灵活达变。他擅长内科杂病，专长脑病，临床上创立了发热辨治八法、头痛辨治八法、中风后遗症辨治八法、失眠辨治九法等系统治疗方法，临证用药经验丰富，思路新颖，不断钻研创新，精心研制"萸竹定眩丸"治疗眩晕、"蠲痛丸"治疗顽固性头痛、"神衰胶囊"治疗失眠、"健脑益智散"治疗痴呆等。这些方药被广泛应用于临床，疗效显著，深得同道认可和广大患者赞许。

　　中医学称失眠为"不寐""目不眠""不得卧"，其为各种原因导致神不守舍所引起的睡眠障碍性疾病。失眠发生的范围很广，男性或女性，老人或青年，均可发生。随着生活节奏的加快，失眠日益成为威胁人类健康的一个重要因素。中医药以辨证治疗、疗效稳定等特点，成为现代治疗失眠的重要方法之一。临床上失眠患者较多，但治疗效果却不佳，这值得医者认真研究和探索。王立忠教授在治疗失眠方面经验丰富，临床疗效突出，且目前专门论述失眠相关书籍甚少，故经王立忠教授构思总结、安排整理，始成此著。

　　本书系统总结了王立忠教授治疗失眠的成熟经验，主要介绍临床上常见失眠的辨证思路、治疗方法、临证经验及心得体会。本书内容翔实，切合临床实际，实用性较强。全书主要包括历代医家对失眠的论述、失眠的分型与论治、典型验案分析、治疗失眠常用药对等部分，从中医理论到临床实践，突出了王立忠教授治疗失眠的特点，尤其是失眠辨治九法及临床使用技巧，以及破格用药的经验，以便中医从业者在临床上推广应用，为广大患者解决失眠之苦。

老中医经验是中医传承的重要组成部分，无论是家传、自学，还是从师所得，都可以作为后学者的借鉴。老中医们步入中医堂奥的门径和方法，无论是较为直接的，还是较为迂回的，对于后学者都有较为重要的参考价值。老中医们百折不挠的攻关精神、精诚专一的治学态度及高尚的医德医风，对于青年中医的健康成长都大有裨益。因此，王立忠教授非常重视传承工作，认为中医传承是他义不容辞的责任，常为中医后继乏人而忧虑。他严格要求学员，将自己毕生的临证经验倾囊相授。本书即王立忠教授及门人经过认真研究，对其治疗失眠的临证经验进行总结分析，整理编撰而成。希望通过我们的努力和付出，能使王立忠教授的经验和学术思想得以传承和发扬，并为同道和后学者开阔思路、启迪思维。书中部分药物用量超出药典规定范围，此为王立忠教授破格用药经验，请勿在临床中盲目使用。

承蒙著名古汉语学家、中华中医药学会医古文研究分会原主任委员许敬生先生为本书作序，全国著名书法家朱忠宝先生为本书题写书名，特此致谢！

《失眠临证辨治心悟》编委会

2025年3月

目 录

第七章 典型验案分析

第八章 治疗失眠常用药对

第九章 失眠中成药精选

第十章　失眠的预防措施

第一章　行医生涯

一、家学渊源，承前启后

　　王立忠教授出生于中医世家，自幼酷爱医学，受家学熏陶，少年即存济世活人之心，立志继承父业。其父王秉权拜师于祖父王化州先生门下，做学徒四年。后来祖父和父亲均成为当地名医，闻名乡里，患者众多，登门求医者，络绎不绝。父亲对他管教很严，小学时就要求他学习和背诵《药性赋》《汤头歌诀》《医学三字经》《濒湖脉学》等中医启蒙书籍，并且用毛笔小楷抄写。王立忠教授于 1958 年 9 月考入河南中医学院（六年制本科）学习，毕业后被分配至安徽中医学院第一附属医院工作。在学习期间，其父已调至河南省开封医药专科学校工作。其父经常对他说，学医首先要学会做人，医学是关系人们生命的大事，首先要树立对患者高度负责的精神，这是必须具备的素质，然后再谈学医。父亲教他要常以古代医家张仲景、孙思邈、华佗、李时珍等为大医精诚的楷模，并以此为准，廉洁行医而自律，这是医生的天职，也是"仁心仁术"的具体表现，只有这样方可成为名医。父亲还说王立忠教授很幸运能系统学习经典著作及其他各科理论，一定要打好基础，学好经典的目的在于指导临床实践。因此，要想学好中医必须下苦功夫，将来就靠自己了。每次谈起自己学习的过程及治学体会时，父亲常引一句古话："书山有路勤为径，学海无涯苦作舟。"要想学业有成，无捷径可走，只有"勤""苦"二字，否则一事无成。父亲的一席话，深深打动了王立忠教授的心，他从此下决心要学好中医，成为一位名医。

　　父亲病重期间曾赴合肥治疗，弥留之际给王立忠教授介绍了部分临证经验。如防风配白芍能敛汗；麻疹出疹期间忌用牛蒡子，可用杏仁、前胡、桔梗，重用麦冬、滑石；治顽癣用黄连 30g、花椒 15g 共为细面，泡于 100mL 的 75% 酒精中，外搽，疗效甚佳；治胃溃疡用紫雪丹，每次 0.3g，一般服 5～6 次可痊愈，也可用煅石决明 30g、白芍 30g、延胡索 15g 共为细面，每次 10g，1 天 3 次；治慢性发热，用柴胡、鳖甲、龟甲之类，柴胡可用至 45g，无不良反应；治出血，先清热，后活血；妇人之病，当以活血为主；治脱发，吃药配合醋洗，其道理为使毛孔松弛便于收涩；治吐血，用当归、生地黄、陈棕炭、黑栀子；治绦虫方，槟榔 60g、石榴根皮 15g，水煎后服下，再煎大黄 6g，饮下驱虫；治皮肤瘙痒，用生何首乌效果较好；治阴痒，用苦参 30g、大黄 15g、羌活 15g、白蒺藜 20g，内服外洗均可；治带下方，用何首乌 12g、熟地黄 30g、当归 40g、吴茱萸 15g、山药 15g、党参 15g；治小儿腹泻，用参苓白术散加藕节杆子效果好，若患儿口唇焦干，甚者生疮，四肢厥冷者，加肉桂、附子之类，效果显著；风疹方，生地黄、羌活、白芷、白蒺藜、地肤子、荆芥、防风、黄芪、苦参；治疗小儿麻痹症方，用当归 30g、乌梢蛇 500g、地龙 250g、全蝎 250g、肉桂 30g、制马钱子 15g、僵蚕 250g、白花蛇 5 条，共为细面，成人每次 5g，小儿每次 0.5g，每日服 2 次；小儿阵发性咳嗽，乃肺气上逆，肺失肃降所致，肺以降为顺，故治疗应以降气止咳为主，若为剧咳，多因痰邪刺激支气管壁，引起支气管痉挛，治疗应加解痉药，如枳壳、厚朴、紫苏子、炒莱菔子、地龙之属，以降气解痉止咳，如百日咳方，以全蝎、蜈蚣各 3g，共为细面，每次 3g。以上虽为只言片语，实为久经临床检验的宝贵经验。

二、勤奋自励，博采众长

本科六年，虽然学业完成了，但王立忠教授觉得这只是走完了第一步，后面的路程更长。所以毕业后被分配到安徽中医学院第一附属医院工作，对王立忠教授来说，是又进入了一个新的学习阶段，良好的医疗环境给予了他难得的学习机会。王立忠教授深知，树立良好的学风，具有远大理想和崇高的志向，是事业成功的前提和保证。同时，掌握正确的学习和研究方法，对事业的成功更是至关重要。于是他根据自己的情况采取了以下学习方法。

1. 广结师友

在临床遇到疑难病症先看书，书上解决不了的问题就登门拜访老前辈，王立忠教授常以学生的姿态向他们虚心求教。但个别中医比较保守，不愿透露过多经验和心得，他就争取到他们家中帮忙做家务，久而久之，通过联络感情，果然奏效。王立忠教授不仅与他们建立了师生关系，而且成了良师益友。王立忠教授的目的是学习他们的宝贵经验，通过这种方式，汲取营养，临床疗效和技术水平不断得到提高。尤使王立忠教授难忘的是著名教授陈可望、崔皎如、王乐匋、杨新吾等先生的教诲。每每提及诸位先生，王立忠教授仍常叹其学识渊博、临床经验丰富、医德高尚，从言谈中可以看出，他们不但精通经典，而且文学功底深厚，但他们从不满足，坚持活到老学到老，实为杏林典范。聆听他们的教诲，使王立忠教授对疑难病症和遣方用药有了较为明确的认识。

记得有一次陈可望老师在家中诊治一位支气管哮喘患者，复诊仅用二陈汤加枳壳、紫苏子、炒莱菔子、紫菀、款冬花、生姜、大枣等药，且效果良好。当时他向陈老提出为何不用麻黄、桂枝之类，陈老说这样的患者在不感受新邪的情况下，应以调理脾胃为主，脾健胃和，痰的来源也就减少，同时也能提高机体抵抗力，减轻症状，减少发病机会。这种患者本来肺气就虚，再用麻、桂，过于发散，恐有伤正之弊，听到此处，王立忠教授茅塞顿开。陈老对治疗冠心病有独到的思路，他认为冠心病不一定都要用活血化瘀法，有的患者用活血化瘀法后，出现神疲乏力、动则心悸气短等症状。陈老从中医理论和实践中总结出治疗冠心病新的学术思想，即"调补法"治疗冠心病的新学说，以调理阴阳气血和脏腑功能为根本大法。其中两法，多年来在临床应用中屡见成效，得到广大同行和学术界的认可。一为益气养阴法，又叫益气生津法。此法适用于气阴两虚、心阴亏虚、肝肾阴虚等证。方药组成为太子参、麦冬、五味子、墨旱莲、女贞子。此方系生脉散、二至丸参合而成。方中以太子参易人参变大补为平补，更切合老年人的体质状况，且四时之令用之皆宜。此方虽药味不多，但兼补、滋、清、敛四法，即补气、清热、滋阴、敛阴，立意周全。养阴能增加气血的来源，益气能行血，故益气养阴的同时又有促进活血化瘀的作用。王立忠教授在此方中酌加酸枣仁、玉竹、生地黄等以养心血、强心，以增强疗效。二为补益气血法，此法适用于气血双亏、心气不充、心血不足等证。方药组成为太子参、麦冬、五味子、黄芪、白芍、当归、白术。为何不用八珍汤、十全大补汤、炙甘草汤、人参养荣汤等方剂？因为对气血两虚的冠心病患者来说，补气不宜辛热，养血不宜滋腻，故仍以生脉散为基本方，从四物汤和当归补血汤中选出黄芪、白芍、当归三味药合白术组成。当归为血中气药，其性走动可使补而不滞。根据《黄帝内经》"津液和调，变化而赤为血"之说，以麦冬、五味子养阴生津、滋液化源，白术启动中州以健脾开源。在此方中酌加石菖蒲、酸枣仁、丹参、鸡血藤、桑寄生等，既不失方中原意，又能补益心血，改善心肌供血，这对冠心病治疗大有裨益。陈老的这两种对冠心病的治法，王立忠教授在临床用之屡验屡应。

崔皎如老师的临床诊病思路也使王立忠教授深得裨益，记得崔老曾诊治一中年男性，该患者食入即吐 1 年余，多方求医，中西医治疗无果，医家多采用旋覆花、代赭石类药物降逆、止呕，均不效，遂慕名求治于崔老。崔老详问病症，细查舌脉，施以益气健脾和胃之法，重用党参 30g，另用黄芩、枳实、竹茹、陈皮、半夏、茯苓、甘草，以生姜、大枣为引，患者服 7 剂后症状明显减轻，继依症状变化在上方基础上加减调服 20 余剂痊愈，后以香砂六君子丸调理善后，随诊未再复发。崔老指教：患者长期呕吐，正气受损，故采用益气健脾和胃法，正中病所。

王乐匋先生"治未病"的学术思想也对王立忠教授有很大的启发，王立忠教授指出，治病不能"临渴掘井，斗而铸锥"，遣方用药时不能只考虑患者所诉的症状，更要能根据患者的症状预测将会出现的症状，及早加以干预，防止疾病传变。

此外，王立忠教授家传的一些经验在临床应用中也有显著疗效。如治痹证善于针药并用，以益气养血、滋补肝肾、祛风散寒为法，方以独活寄生汤加减；活血化瘀法常用王清任的身痛逐瘀汤加减，同时根据不同的症状配穴行针灸治疗，往往疗效显著。治疗小儿疳积常采用鸡内金、焦三仙（焦麦芽、焦神曲、焦山楂）、穿山甲（可用生牡蛎、莪术代替）、炒槟榔、秦艽、银柴胡、胡黄连、知母、地骨皮、鳖甲、砂仁、番泻叶、甘草等组方，临床效果令人满意。

通过学习几位老专家的经验，王立忠教授的诊病思路逐渐开阔，临证水平逐步提高。多年来他时时处处注意学习积累，在临床中不断摸索总结，自己也有所领悟。

2. 勤思善悟

王立忠教授曾发表过一篇短文，简要总结了自己的学习及临床体悟，主要内容是这样的：医者，博采精勤，不断创新，品术端正，方可成为大医。王立忠教授认为学医贵在"三勤"，即勤学、勤思、勤札记。业精于勤，非勤学而不能钩沉致远；行成于思，非勤思而不能达入微；学贵于博，非勤学多记而不能博学多闻。所谓书读百遍，其义自见。多临证，才能掌握和深化所学的基础理论，尤其是经典奥旨，勤学深思才能理解书中真谛。

师古而不泥古，重在实践，博览诸家，尽取其长，善于融会贯通，不断总结提高。其实，学问的由来在于实践，即"熟读王叔和，不如临证多"，不无一定道理。再就是向同道学习，切磋析疑；向群众学习，博收广集散在民间的偏方、验方，哪怕是片言只语、点滴经验也要收集，不断充实自己，甚至患者的有效方子，也值得学习参考。这就是"学无止境，知在勤奋"的道理。

不断读书学习是理论知识的源泉，而理论在实践中得到检验，两者结合，相互指导促进，知识才能不断升华，技术水平才能不断提高。四大经典是中医学的精髓，后世著作中尤以《医宗金鉴》《济阴纲目》《医林改错》《医学衷中参西录》等著作及金元四大家学术思想对王立忠教授的临床思路指导意义很大。他在临床治疗中体会到许多疾病的治疗，用分期辨证论治疗效显著，在疾病不同的发展阶段，治疗原则不同，用药亦不同。如治疗风湿热病，其属中医"热痹"范畴，分三期治疗。急性期：可见肢体关节疼痛，痛处焮红灼热，肿胀疼痛剧烈，关节灼热，治宜清热解毒、化湿通络。药用丝瓜络、忍冬藤、生石膏、滑石、金银花、连翘、知母、桂枝、桑枝、生地黄、木通、制乳香、制没药、蚕沙、寒水石、甘草等。缓解期：灼热疼痛减轻，四肢无力，治以益气养血、补肾化湿通络。药用太子参、生黄芪、当归、赤芍、丝瓜络、忍冬藤、川牛膝、菟丝子、桑寄生、甘草等。恢复期：发热疼痛消失，部分患者遗有脚后跟疼痛，采用补肾活血通络法。药用生黄芪、熟地黄、山药、牡丹皮、川牛膝、山茱萸、木瓜、丝瓜络、枸杞子、鸡血藤、甘草等。依次辨治，每获殊效。

第二章　学术思想

　　中医事业得以历数千年而不衰，主要原因是它的主导思想是唯物辩证的。长期以来中医用这种思想方法，指导临床实践，积累了丰富的经验，保证了中华民族的生存和繁衍，因此它是科学的。

　　王立忠教授对中医充满信念和信心，但欲成良医谈何容易，60余载的行医生涯，岁岁磨砺，历历艰辛，终于实现了少年夙愿。为此，他感触颇深，并将一生的经历总结为"博采众长勤耕耘，仁心仁术济苍生"，并以之作为自己的座右铭。

一、辨证论治，审证求机

　　王立忠教授常说辨证论治是中医临床治疗的基本原则，中医治疗疾病有其规律性，但也有其灵活性。在对同一种疾病的治疗措施上，往往可以因时因地而有所差异；在对同一患者的处理上，往往可以因疾病发病过程的证候变化，治疗方法亦不相同。临床上如何进行辨证论治，实际上就是在中医理论基础上，正确分析病机问题，正如国医大师周仲瑛教授提出的"审证求机"的学术观点。王立忠教授对此观点颇为赞同，因为切合临床实际，许多疾病，特别是疑难病症，病因病机错综复杂，难以定性，必须认真分析病机及其相互夹杂的病理，然后才能给以正确治疗。

　　病机，是指疾病的病因、病位及疾病过程中的变化要理。前人从实际中把疾病的某些类同证候，归纳于某一病因，或某一脏的范围内，作为辨证求机的依据，并列为十九条，掌握这些病机，对于一些比较复杂的证候能起到执简驭繁的作用。例如"诸风掉眩，皆属于肝"，故临床常见之眩晕、中风、震颤等病多从肝论治。肝风内动，肝火旺盛，肝阳上亢，上扰清窍而致眩晕，症见眩晕，耳鸣，头目胀痛，头重脚轻，遇烦劳郁怒加重，颜面潮红，急躁易怒，肢麻震颤，口苦，舌质红，苔黄，脉弦数，治以平肝潜阳，清火息风。正如在叶天士《临证指南医案·卷一·眩晕》中，华岫云按云："经云诸风掉眩，皆属于肝……下虚者，必从肝治，补肾滋肝，育阴潜阳，镇摄之治是也。"方用羚角钩藤汤、镇肝熄风汤加减治之。药如天麻、钩藤、石决明、夏枯草、代赭石、生白芍、桑寄生、牛膝、杜仲等。而痰湿阻络，痰涎壅盛，肝风内动，夹痰上扰所致之中风，治以益气健脾、涤痰息风、补肾利湿为主。正如朱震亨《丹溪心法·卷一·中风一》中所云："中风大率主血虚有痰，治痰为先，次养血行血，或属虚夹火（一作痰）……湿土生痰，痰生热，热生风也。"王立忠教授常以自拟定眩汤（太子参、炒白术、茯苓、生白芍、竹茹、枳实、陈皮、法半夏、山茱萸、川牛膝、泽泻、炒葶苈子、甘草、大枣、生姜）治之，每获佳效。又如"诸湿肿满，皆属于脾"，老年性浮肿，尿检无异常者，多因脾肾亏虚，症见双下肢浮肿，早轻晚重（按：脾主四肢，脾属阴，脾气虚，故晚上重，久病及肾，形成脾肾亏虚）。王立忠教授常以益气健脾、温阳利水法治之。方用补中益气汤合济生肾气丸加减（党参、生黄芪、炒白术、茯苓皮、防己、生白芍、生薏苡仁、生山药、山茱萸、怀牛膝、泽泻、赤小豆、肉桂、制附子、炒车前子、冬瓜皮、炙甘草、大枣），多有良效。再如"诸痛痒疮，皆属于心"，顽固性荨麻疹，多方治疗无效，针对这一病理机制，王立忠教授在祛风、燥湿、止痒的基础上酌加栀子、黄连、连翘以泻心火，常获殊效。

王立忠教授从临床感悟中认识到病机十九条虽然不能把所有病因病机包括在内，但熟读和掌握病机十九条，对临床辨证论治具有重要指导意义。也正如《素问·至真要大论》原文所谓："疏其血气，令其调达，而致平和……万举万全，气血正平，长有天命。"否则将会导致治疗上的错误或贻误病机，违背中医辨证论治的原则。

二、权衡标本，知常达变

标本，语出《素问·标本病传论》，是通过辨别病症的主次、本末、轻重、缓急来决定治疗的准则。标本有多种含义。从人体与致病因素来说，人体的正气是本，致病的邪气是标；从疾病本身来说，病因是本，症状是标；从疾病的新与旧、原发与继发来说，旧病与原发是本，新病与继发是标；从疾病所在位置来说，在内的为本，在外的为标。临床上根据疾病的不同情况，从标本的关系中找出主要矛盾，予以适当的治疗。

急则治标，缓则治本。疾病的过程是复杂的，往往矛盾不止一个，有主要矛盾和非主要矛盾，治疗必须抓住主要矛盾，治其根本。但矛盾常有变化，有时非主要矛盾在一定条件下可上升为主要矛盾。如支气管哮喘，这种病往往是本虚标实，虚是正气虚，实是邪气实，在感受新邪的情况下，咳喘加重，当以治标为先，常以小青龙汤解表化饮、止咳平喘治之。待缓解后，再以治本为主，法当益气补肾、纳气止咳平喘，方用人参胡桃汤加味（《济生方》），酌加蛤蚧、五味子、冬虫夏草、紫河车等。又如小儿疾病，多因外感停食，尤其感冒发热反复发作者，应于感冒未发之时以消积化滞为主。如症见头发枯燥、手足心热、厌食、腹中时有隐痛者，多为疳积，治以健胃消食、消积导滞，以提高机体免疫功能。王立忠教授常用郑颉云经验方［鸡内金、穿山甲（代）、炙鳖甲、炒槟榔、番泻叶、砂仁各 15g，焦三仙（焦麦芽、焦神曲、焦山楂）各 10g，上药共为细面，1 ～ 5 岁小儿每次 9g，5 ～ 7 岁小儿每次 10g］标本兼顾。如对于慢性咳喘患者，治以益气活血、止咳平喘，王立忠教授常以自拟方止咳平喘汤（太子参、丹参、生麻黄、百部、杏仁、桃仁、五味子、淫羊藿、地龙、炒枳壳、炒紫苏子、炒莱菔子、炙紫菀、炙款冬花、甘草）治之，屡获佳效。

三、治"未病"的学术思想

中医运用辨证论治的方法，把难治病消灭于萌芽阶段，即"圣人不治已病治未病"，这是中医经典著作《黄帝内经》最早提出的。这一学术思想，两千多年来，一直指导着中医的临床医疗实践，这说明古代医学家也重视预防医学的研究，用"治未病"的学术思想，促进医学的发展，不断提高医疗技术水平。王立忠教授从临床实践中感悟到，对于一些慢性疾病、难治之症，采取"治未病"的预防治疗措施，收效令人较为满意。

总之，临床上的许多疾病，特别是难治之病，均可从"治未病"的方面认真研究和探讨。根据临床观察，对支气管哮喘采取"冬病夏治"，即在夏季三伏天，使用益气健脾温肾之剂，可增强人体抗病能力，使冬季发病频率明显降低，而且病情容易控制。再如患脂肪肝的患者，用茶疗药膳（生山楂 500g、生决明子 500g，分次泡水代茶饮用）的治疗方法，一般

2～3个月可获明显疗效，且能辅助降低高血压，亦能达到治疗和预防的目的。

王立忠教授认为临床上医术再高明的大家也难免有"望病兴叹，无力回春"的时候，生老病死乃是人类无法改变的规律，但是如果以"治未病"的学术思想指导临床，至少可以阻断或延缓某些疾病发展的进程，把"难治病"消灭于萌芽之中。因此，为医者应时刻以"不治已病治未病"的准则要求自己，不断提高业务技术水平，探求新的治疗规律，才能造福百姓，无愧于医林。

四、疑难杂症的辨证思路

疑难病是指在辨证和治疗方面均感棘手的一大类疾病，或病因不明，或病机不清，或治法不精，或无特效之方，或无应验之药。《黄帝内经》《伤寒论》《金匮要略》等中医经典著作中，多称其为"难治""难已""不可治""不治"等。王立忠教授行医60余载，治疗疑难病症疗效平平者甚多，但指下回春者亦为数不少，在治疗疑难病症方面积累了丰富经验，总结了一定的辨治思路，并将心得形成文字，启迪后学。

1. 疑难病的临床特点

（1）临床表现繁多、复杂、稀奇、隐匿　疑难病的临床表现往往不循常规，有悖常理，令人难以捉摸，甚则无症可循。如胸痹当以胸部刺痛或闷痛为主要表现，但有一部分却以牙痛或腹痛为主要表现，极其容易引起误诊，非经验丰富、见多识广者，难以见微知著，窥其真机。再如乙型病毒性肝炎、高脂血症、艾滋病等无明显临床症状时期，中医历代古籍无此记载，没有明确认识，故治疗上无从下手，实为难矣。

（2）病因病机错综复杂　疑难病属于单一病因者较少，大多是由综合因素作用而成，如水湿、痰饮、瘀血并见。疑难病的病机更是错综复杂，虽为同一患者，却表现出相反的病机，如上热下寒、上寒下热、表寒里热、表热里寒，或虚实并见，如表虚里实、上实下虚、脏实腑虚、腑实脏虚等，给辨证带来了很大困难。

（3）数病相合，病情多变　疑难病多不是单一病种，而是多种疾病集于一身，或脑出血与心肌梗死共患，或风湿病与肺结核相兼，或肝炎与肾炎并存。其病情亦多有变化，或由寒化热，或由实转虚，或因痰致瘀，或因热盛成毒。因此，医者在治疗疑难病时，当细审病因，详察病机，知常达变，综观全局，方能起沉疴、克顽疾，成为中医大家。

2. 疑难病的辨证思路

（1）从瘀着手　中医自古就有"久病多瘀"之说，清代叶天士明确提出"初为气结在经，久则血伤入络""久病血瘀""瘀生怪病"等理论。常见的与血瘀有关的疑难病症有各种疼痛、肿瘤、积聚、肿胀、黄疸、失眠、月经不调等。即使在这些疑难病辨证中没有血瘀的特征表现，也不能排除在疾病发展过程中兼夹瘀血的可能。在治疗"久病顽疾"中，既要考虑到气血不足的一面，更应注意从瘀着手。王立忠教授曾治一位王姓患者，该患者两上肢肿胀，时肿时消，发作时两手活动受限，间断性发作10年之久，各处求治不愈。患者至本处诊治时，王立忠教授思其病年久，病初气结在经，病久血伤入络，气滞血瘀，气化功能失常，水湿停滞，发为肿胀，故治以行气活血化瘀法，疏其病气，"去宛陈莝"，则气血畅，营卫和，病气乃去，其病愈矣。又如王立忠教授在治疗顽固性失眠时就是采用血府逐瘀汤加黄连、半夏，重用半夏30g，往往能见奇效。

（2）从痰论治　疑难病的痰多为广义之痰，中医有"百病多由痰作祟""怪病多痰"之说。痰的表现形式各异，既可阻于气道，表现为痰声辘辘、苔腻、脉滑等有形之痰；也可阻于经络、经隧、清窍等处，成为无形之痰。临床上，咳喘、呕吐、眩晕、胸痹、中风、痹证、积聚、梅核气、痰核、癫狂、妇女不孕症等，从痰入手，常有效验。王立忠教授在治疗痰湿型眩晕时常采取自拟定眩汤，以健脾化痰、降逆和胃、补肾利湿，多能收效。

（3）痰瘀同治　中医素有"痰瘀同源""痰瘀同病"之说，二者既是病理产物，又是致病因素，同为津液所化，互生互助，相互影响。《血证论》亦有"血积既久，亦传化为痰水"之说。痰瘀同见，可以见于多种疾病，如中风、胸痹、痹证、癥瘕、积聚、神志病、肿胀病等。因此，痰瘀同治是针对疑难病症的重要思路。王立忠教授在治疗上述疾病时多采用活血化瘀消痰法，多能见效。

（4）应用单方、验方　王立忠教授认为，在疑难病症的治疗中，采用常规的辨证论治方法收效甚微，若针对疾病的特殊本质而采用专方专药，往往能收到较好疗效。俗语云"单方一味，气煞名医"，这句话是很有道理的。单方、偏方大多是专方专药，往往针对性很强，对某种病症有时会收到意想不到的效果。药物本身也是具有特殊性的，即使是同类药，也都具有区别于他药的特殊功用，如青蒿治疟、金钱草治结石、茵陈退黄疸、五味子降酶、延胡索止痛等，在临床上遇到以上病症，往往随证伍入，提高疗效。临床上遇到高脂血症、脂肪肝等常用生山楂、生决明子适量泡水代茶饮用，效果亦比较明显。

总之，王立忠教授认为疑难病的辨证治疗，要在错综复杂的病理变化中，准确恰当用药，达到左右逢源。其治疗效果取决于临床医生的理论基础、临床经验、辨证思维方法、处方用药及剂量等多种因素。因此，对疑难病的辨证治疗，能够显示一个临床医生的综合水平。医者必须有扎实的理论基础，丰富的临床经验，正确的辨证方法，灵活开阔的辨证思路，才能在临床辨治疑难病时得心应手，收桴鼓之效。

第三章　失眠概述

　　失眠是一般通称，中医学称失眠为"不寐""目不眠""不得卧"。不寐是以经常不能获得正常睡眠为特征的一类疾病，主要表现为睡眠时间、深度的不足，轻者入睡困难，或寐而不酣、时寐时醒，或醒后不能再寐，重者彻夜不寐。王立忠教授认为，正常的睡眠是维持生命活动的基础，然而随着社会的快速发展，竞争日益激烈，工作生活压力越来越大，不寐已成为严重危害人类健康的公共卫生问题。不寐病因虽繁多复杂，但总不离正虚和邪实，或因其一，或两者错杂，病机总属阳不入阴而阴阳失交。正如《类证治裁·卷之四·不寐论治》曰："阳气自动而之静，则寐；阴气自静而之动，则寤。不寐者，病在阳不交阴也。"

　　失眠作为一种常见的睡眠障碍性疾病，越来越受到社会的关注。近年来，失眠发生率在全球范围内都呈现出日益增长的趋势。根据《中国失眠症诊断和治疗指南》的相关数据，我国成年人失眠的发生率约为10%～30%，其中女性略高于男性。这一比例相较于10年前有了显著提升，显示出失眠问题正逐渐成为公众健康的重要威胁。失眠的流行病学特点多样，不同年龄、性别、职业和社会经济状况的人群中均可见到。在老年人中，由于生理功能退化和慢性疾病的影响，失眠的发生率更高。随着生活节奏的加快和工作压力的增加，中青年人群中的失眠问题也日益突出。失眠还常常伴随着其他精神疾病，如焦虑、抑郁等，形成恶性循环，进一步加重了患者的痛苦。失眠的流行病学研究不仅有助于了解失眠问题的严重程度和分布情况，还为制订有效的预防和干预措施提供了重要依据。因此，加强对失眠的流行病学研究，深化公众对失眠问题的认识，推动相关政策的制订和资源的投入，能更好地保障人们的睡眠健康。

　　失眠的诊断主要依赖于患者的症状描述和医生的临床评估。根据《中国失眠症诊断和治疗指南》，失眠的诊断标准主要包括以下几个方面：①入睡困难。患者主观感受到难以进入睡眠状态，通常需要超过 30 分钟才能入睡。②睡眠维持困难。患者表现为夜间觉醒次数增多或早醒，使得实际有效睡眠时间减少。③总睡眠时间减少。患者自觉睡眠时间严重不足，通常少于 5 小时，且这种情况持续存在。④日间功能障碍。患者常因夜间睡眠不足而导致日间疲倦、注意力不集中、记忆力减退、情绪波动等。

为了准确诊断失眠，还需要考虑排除其他可能导致睡眠障碍的原因，如药物不良反应、精神疾病、身体疾病等。在诊断失眠时，医生还需要注意区分原发性失眠和继发性失眠。原发性失眠是指没有明确的病因或诱因导致的失眠，而继发性失眠则是由其他身体疾病、精神疾病或药物等因素引起的失眠。对于继发性失眠，治疗时应优先考虑解决其原发病因。准确的诊断是有效治疗失眠的前提，医生在诊断过程中应全面考虑患者的症状、病史和体格检查结果，并结合必要的实验室检查来进行综合判断，以便为患者制订个性化的治疗方案。

引起失眠的原因很多，常见的原因有以下几种：第一，社会心理因素，比如生活和工作中各种不愉快的事情，容易使患者产生抑郁、紧张、焦虑等，从而出现失眠。第二，环境因素，如所处的环境嘈杂、光照不合适、睡眠环境过冷或过热、空气质量差、居住环境拥挤等，这些也会导致失眠。第三，生理因素，如摄入咖啡因引发的神经兴奋、降压药等药物的不良反应、昼夜节律紊乱，以及糖尿病、甲状腺功能亢进、前列腺增生等躯体疾病引发的持续不适，均会破坏正常的睡眠周期。

治疗失眠，首先，应查明引起失眠的原因，针对病因给予相应的处理，如改变环境、心理调适等；其次，适量服用安眠药，但必须在医生的指导下，根据症状特点选用；再次，长期服药者，不宜连续使用同一种药，应经常更换；最后，睡前避免脑力活动，尽量放松身心。

失眠的病因繁多，证型复杂。因此，辨证施治是治疗失眠的基本法则。从古至今，失眠诊治方法层出不穷，但少有系统论述者。王立忠教授多年来扎根临床，熟读经典，博采众长，形成了自己独特的辨治思路和用药风格，且临床疗效显著，并从大量临床实践中发现，失眠与脏腑功能失调有着密切关系。例如，思虑劳倦、内伤心脾的心脾两虚证，阴阳不和、水火失济的心肾不交证，阴虚火旺、肝阳扰动的阴虚阳扰证，心胆气虚、神不内守的气血不足证，胃气不和、上扰心神的痰火上扰证等均可出现失眠。王立忠教授在长期临床实践中认为此病常见且难治，特别是近年来随着社会的发展，工作生活的压力增大，失眠的发病率越来越高，失眠患者越来越多。因此，失眠值得研究和进一步探索。王立忠教授初步将不寐分为9种类型：心脾两虚证、胃气不和证、肝郁化火证、心肾不交证、心虚胆怯证、瘀血扰神证、心火炽盛证、痰火扰神证、阳虚失潜证。这9种基本证型分别对应益气养血法、和中安神法、清肝安神法、交通心肾法、益气温胆法、活血安神法、清心安神法、化痰安神法、温阳镇潜法9种治法，临床只要辨证准确，多能获效。例如，心脾两虚，王立忠教授常用归脾汤加首乌藤、灯心草、莲子心等，养血清心、除烦安神；胃气不和，用温胆汤清降积热、化痰宁神；痰热内扰，采用黄连温胆汤涤痰泻火除烦、清心宁神；肝郁化火，善于用丹栀逍遥丸加淡豆豉，以增强疏肝清热、宁心安神之功；心肾不交，选用交泰丸加磁石潜阳安神；瘀血阻滞，用血府逐瘀汤酌加法半夏（重用30g以上）、黄连、首乌藤活血祛瘀安神；心虚胆怯，用百合地黄合甘麦大枣汤，酌加合欢皮、合欢花、紫石英，以益气养阴、清热安神。若患者半夜醒后难以入睡，可加夏枯草20～30g，疗效显著。王立忠教授经过多年临床精心研制的"神衰胶囊"（西洋参、朱砂、琥珀、薄荷、灯心草等）具有益气养阴、镇静安神之功，适用于精神紧张、心神不宁所致的不寐，经临床验证，疗效令人满意。对中老年人不寐，王立忠教授也常用二仙汤合甘麦大枣汤以滋阴补阳、养血益精、宁心安神，收效甚佳。

　　失眠的人在日常生活中应注意调理，形成良好的生活规律，建立良好的睡眠习惯；适量运动以缓解失眠；经常食用红枣、薏苡仁、玉米、小米等安神、补气血的食物；不纠结于失眠为什么发生在自己身上，尽量解除焦虑情绪；睡前用热水泡脚，以促进血液循环，改善睡眠质量。中医非常重视对精气神的养护，长期不寐，神失过多，精气日耗，势必会导致患者精气神损伤严重、生活质量下降、生命周期缩短。因此，调养精气神非常重要，应当予以高度重视，绝不可掉以轻心。

第四章　历代医家对失眠的论述

在古代中医文献中，并无"失眠"病名出现，古人常常把与睡眠障碍相关的病证称为不寐、目不瞑、不得眠、不得卧、不得睡等。失眠一词曾见于南朝宋刘义庆《世说新语·赏誉第八》，该书记载："王丞相招祖约夜语，至晓不眠。明旦有客，公头鬓未理，亦小倦。客曰，公昨如是，似失眠。"近现代医书中有尊崇中医学之习者多用"不寐"，也有沿用西医学之称谓者多用"失眠"。早在先秦两汉时期，中医就有了关于睡眠及睡眠障碍性疾病的认识，如马王堆医书中的《十问》记载："夫卧非徒生民之事也……故一昔（夕）不卧，百日不复。"可见睡眠的不充足对于人的正常生活和健康影响很大。

一、古代医家对失眠病因病机的认识

先秦两汉时期，《黄帝内经》把"失眠"称为"目不瞑""不能眠""不得卧"，并提出了"阳不交于阴"是失眠的总病机，"气血虚弱"是失眠发病的内在因素，"邪气侵袭"是导致失眠的外在因素，"补其不足，泻其有余，调其虚实，以通其道，而去其邪"是失眠的治疗原则。《黄帝内经》认为，失眠的主要病机是阴阳失调。《灵枢·大惑论》曰："卫气不得入于阴，常留于阳。留于阳则阳气满，阳气满则阳跷盛，不得入于阴则阴气虚，故目不瞑矣。"《灵枢·邪客》云："阴虚，故目不瞑。"同时，《黄帝内经》认为胃气不和、气血衰少也可导致失眠。《素问·逆调论》曰："胃不和则卧不安。"《灵枢·营卫生会》云："老者之气血衰……故昼不精，夜不瞑。"《黄帝内经》还认为肝热也可导致失眠。《素问·刺热》曰："肝热病者，小便先黄……手足躁，不得安卧。"

汉代张仲景又发展了《黄帝内经》中有关失眠的学说，对失眠的病因病机，有了进一步的认识。其在《伤寒论》中论及有因太阳病汗下后致胃中干，而烦躁不得眠；有因汗吐下后，虚烦不得眠；有邪入少阴，化热伤阴所致的失眠。仲景所谓"少阴病，得之二三日以上，心中烦，不得卧"（《伤寒论·辨少阴病脉证并治》），系热邪伤及肾阴，不能上济心火，心火亢而神明被扰，故烦而不寐；所谓"发汗吐下后，虚烦不得眠"（《伤寒论·辨太阳病脉证并治中》），乃汗吐下后，余邪未尽，热扰胸膈而致不寐；所谓"虚劳虚烦不得眠"（《金匮要略·血痹虚劳病脉证并治》），是血虚生内热所致，营血虚则心神失养，生内热则心神不宁，故心烦而不能寐。

隋代巢元方在《诸病源候论·大病后不得眠候》中认为失眠除了有营卫不和之外，还有脏腑功能失调，并把虚证失眠分为心热和胆冷。他说："大病之后，脏腑尚虚，荣卫未和，故生于冷热。阴气虚，卫气独行于阳，不入于阴，故不得眠。若心烦不得眠者，心热也；若但虚烦而不得眠者，胆冷也。"

宋代《太平圣惠方》亦提出，胆虚可以导致失眠。如该书卷三《治胆虚不得睡诸方》云："夫胆虚不得睡者，是五脏虚邪之气，干淫于心，心有忧恚，伏气在胆，所以睡卧不安，心多惊悸，精神怯弱。盖心气忧伤，肝胆虚冷，致不得睡也。"

宋代许叔微认为肝有邪也可导致失眠，他在《普济本事方》中说："今肝有邪，魂不得归，是以卧则魂扬若离体也。"明代戴原礼在《证治要诀·不寐》中认为："不寐有二种，有病后虚弱及年高人阳衰不寐，有痰在胆经，神不归舍，亦令不寐。"明代张景岳在《景岳全书·杂证谟·不寐》中对失眠病因病机进行了总结，"不寐证，虽病有不一，然惟知邪正二字则尽之矣……其所以不安者，一由邪气之扰，一由营气之不足耳。有邪者多实证，无邪者皆虚证。凡如伤寒伤风疟疾之不寐者，此皆外邪深入之扰也。如痰如火，如寒气水气，如饮食忿怒之不寐者，此皆内邪滞逆之扰也。舍此之外，则凡思虑劳倦惊恐忧疑，及别无所累，而常多不寐者，总属其阴精血之不足，阴阳不交，而神有不安其室耳"。

在清代王清任《医林改错》所载血府逐瘀汤所治19条症目中，与失眠有关者，即有天亮出汗、夜睡梦多、不眠、小儿夜啼、夜不安5条。部分原文如下："因出汗醒，名曰盗汗……竟有用补气、固表、滋阴、降火服之不效，而反加重者，不知血瘀亦令人自汗、盗汗，用血府逐瘀汤，一两付而汗止"，"夜睡梦多是血瘀"，"夜不安者，将卧则起，坐未稳，又欲睡，一夜无宁刻，重者满床乱滚，此血府血瘀"。王清任力排众议而独重血瘀，纵有拘泥之嫌，但其中却蕴含着深刻的内涵。神宜静而易动，血宜畅而易滞。人浮沉于世，为世事所累，心首受其害。王清任用血府逐瘀汤治疗其书中所列有关睡眠之疾，往往一两服取效，足见其诊治奎张不乱、鳞介咸分，其言语句句中肯，非出自狂妄之辈。他"从血瘀论治失眠"的思想并非其独创。或许，这与两千多年前的《伤寒杂病论》有着深刻渊源，是仲景圣人在酸枣仁汤中用川芎给了他智慧与启迪。

二、古代医家对失眠治疗方面的经验

对于失眠的治疗，《灵枢·邪客》说："卫气者，出其悍气之慓疾，而先行于四末、分肉、皮肤之间而不休者也。昼日行于阳，夜行于阴，常从足少阴之分间，行于五脏六腑。今厥气客于五脏六腑，则卫气独卫其外，行于阳，不得入于阴。行于阳则阳气盛，阳气盛则阳跷陷。不得入于阴，阴虚，故目不暝。黄帝曰，善! 治之奈何? 伯高曰，补其不足，泻其有余，调其虚实，以通其道而去其邪，饮以半夏汤一剂，阴阳已通，其卧立至。"其并提出阴虚不眠可用"半夏汤"进行治疗。张仲景提出用黄连阿胶汤治疗阴虚火旺所致的失眠，用酸枣仁汤治疗虚劳所致的虚烦"不得眠"。唐代孙思邈提出用朱砂、琥珀等重镇安神药和温胆汤治疗"大病后虚烦不眠"。宋代官纂的《圣济总录》中提出用附子、人参、黄芪治疗胆寒不寐。明代李中梓《医宗必读·不得卧》中认为"不寐之故大约有五：一曰气虚，六君子汤加酸枣仁、黄芪；一曰阴虚，血少心烦，酸枣仁一两，生地黄五钱，米二合，煮粥食之；一曰痰滞，温胆汤加南星、酸枣仁、雄黄末；一曰水停，轻者六君子汤加菖蒲、远志、苍术，重者控涎丹；一曰胃不和，橘红、甘草、石斛、茯苓、半夏、神曲、山楂之类"。张景岳认为，劳倦伤脾，中气不足，清阳不升者，用补中益气汤；七情内伤，或惊恐伤肾胆者，用五福饮或七福饮。清代程国彭在《医学心悟·不得卧》中认为，食积引起的不卧者宜用保和汤，惊恐而不安卧者宜用安神定志丸。清代张璐在《张氏医通·不得卧》中认为，对于水停心下不得眠者，用茯苓甘草汤；烦不得卧，诸药不效者，用栀子豉汤下朱砂安神丸。清代沈金鳌在《杂病源流犀烛·不寐多寐》中认为，对于真阴亏损、水亏火旺的失眠，用六味地黄丸加知母、黄柏；肝虚惊悸不寐者，宜四君子汤加白芍、酸枣仁。至此，失眠的辨证论治已比较丰富和完善。

三、现代医家对古代医家经验的总结和传承

现代医家在前人研究的基础上逐步对与失眠相关疾病形成了系统认识，并总结了中医学对失眠病因病机研究所形成的相关理论学说，具体分述如下。

1. 营卫失调

有关不寐"营卫失调"学说的初始记载见于《灵枢·营卫生会》，其曰："壮者之气血盛，其肌肉滑，气道通，荣卫之行，不失其常，故昼精而夜瞑。"其后《诸病源候论·大病后不得眠候》所云"阴气虚，卫气独行于阳，不入于阴，故不得眠"是对这一理论的发展。张氏分析了老年失眠患者这一特殊群体的发病原因，认为老年人气血虚弱、真元亏衰等可导致营卫运行失常，而致不寐。孙氏等分别从"营""卫"探讨二气与不寐的发病关系，认为"卫气不得入于阴"与"营卫之气衰少"是本病的症结所在，这提示"营卫协调，气血充和"才是正常作息的关键。

现代医家亦多单从"卫气"论述本病。卫气昼行于太阳、少阳、阳明三阳经，夜行于三阴经而入肾、心、肺、肝、脾五脏，人始寐。老氏等认为，不寐是卫气入阴不利，留滞阳分，以致阴阳不相交接的结果。邱氏依《灵枢·大惑论》所载"卫气不得入于阴，常留于阳，留于阳则阳气满，阳气满则阳跷盛，不得入于阴则阴气虚，故目不瞑矣"，认为若邪滞三阳，阻碍卫气出入运行，则可出现不寐。而卫气为水谷之气，本由脾胃生成。"胃不和则卧不安"的理论与此相互印证，佐证了卫气在不寐发病中的核心地位。李氏等认为，脾胃运化之水谷精微是卫气形成的基础，也是其运行的根本保证。脾胃生化乏源，则影响卫气运行，进而引起失眠，由此表明了"卫""胃"二者的联系，也提示了调护脾胃、协调卫气运行是治疗失眠的重要思路。李氏等还依据相关研究提出了"卫气"的昼夜节律，其神经生物学基础是大脑皮质、中枢神经、自主神经系统及神经-体液系统对人体生理活动节律的调控。

2. 阴阳失交

《灵枢·口问》云："阳气尽，阴气盛，则目瞑；阴气尽，而阳气盛，

则寤矣。"这提示阴阳失交是本病发病的主要原因之一。蔡氏等认为，不寐病因繁多，但不外阴阳失和。黄氏从"六经、六气、五脏"的关系入手，认为三者之间是通过神机相互协调，依据"气立"而相互感知，其基础即为"阴阳"，人体自身阴阳与宇宙运行不一致时，就可造成阳不能入阴，或阴不能纳阳，从而形成不寐。陈氏等依据《外台秘要·伤寒不得眠方四首》中"虽复病后仍不得眠者，阴气未复于本故也"与《景岳全书》中"其阴精血之不足，阴阳不交，而神有不安其室耳"的理论，认为阴虚不能敛阳，使阳气不得入于阴分，阴阳失和，阳浮越于外，从而导致失眠。刘氏等据《素问·生气通天论》中"阳气者，精则养神，柔则养筋"之论，认为阳气内衰，不能温煦心神，故使其虚怯不安，而生虚烦，神不安则致不寐。

3．五脏藏神

《素问·病能论》云："人有卧而有所不安者……脏有所伤及，精有所之寄，则安。"这说明失眠不仅与心神有关，肝、脾、肺、肾的失调皆可致不寐，且五脏亦涵养五神，神机不安亦可生本病。

（1）肝魂学说 肝为刚脏，主动主升，气郁化火，上扰心神，使情志亢奋而难以抑制，则见失眠、多梦；肝藏魂的功能被影响，魂不内藏，神明被扰，亦可致不寐。《血证论·卧寐》云："肝病不寐者，肝藏魂……若阳浮于外，魂不入肝，则不寐。"许氏依据《黄帝内经》"亢害承制"理论，认为导致失眠的五脏之间存在着制化现象，但其根源均出于肝。王翘楚提出肝阴阳失衡、气血失和是失眠的基本病理特征。裘昌林教授认为，从肝论治不寐，要从气血入手，其发现肝郁气滞，以致气郁化火、耗血伤阴，使得阴阳失调，最终肝肾俱损，上扰心神，遂成不寐。王氏等认为，失眠病机当以肝郁为首，肝失疏泄形成气滞，扰乱神明，魂不安藏，则发不寐。傅氏等从肝论治更年期失眠，发现肝气郁结贯穿其始终。曹氏认为，不寐病因不出二端：其一，木火相扰，即肝气郁滞，魂不守舍，扰动心神；其二，木土相克，即肝郁乘脾，脾失健运，气机失畅，气血化源不足，心神失养。田氏提出"肝气虚"亦可致失眠，其属气怯失眠的一种。另外，在生理上，肝胆互为表里，胆腑为患，亦可生不寐。袁氏认为，七情可造成胆腑"决断"失调，机体出现心慌、烦躁、胆怯、多思、多虑等情绪不安表现，进而导致不寐。其核心病机为"胆肝气郁，动摇心神"或

"胆气虚损，决断无权，累及心神"。

（2）心神学说　心藏神，主血脉。外邪侵扰，脏腑相克，可使神不守舍，阳不入阴；心血亏虚，阴虚火炎，心神失养，可发生不寐。路志正教授认为，心神不宁的原因有三，即本脏虚损，火热、痰浊、瘀血扰神及他脏相欺。田氏等认为不寐病在心神，其病机多为心神受扰，其病性多属火，或为实火，或为虚火，故应从君火立论。杨氏认为，不寐与五脏生克有关，但究其脏腑，核心则为"心"，其他脏腑扰心、神明不安，是不寐产生的主要原因。

（3）脾意学说　脾主运化，统血藏意。脾气生化无源，气血不能濡养心、肝二脏，君相火旺，可致不寐。这与《素问·厥论》所言"太阴之厥，则腹满䐜胀，后不利，不欲食，食则呕，不得卧"相合。脾主思，思虑过度，可使脾气升降失司，形成气结或气滞，亦可致不寐。这与《类证治裁·不寐论治》所论"思虑伤脾，脾血亏损，经年不寐"一致。脾藏意，意不内守，则心为所动。在五神的整体协调过程中，脾胃起着"枢纽"作用，凡影响中焦脾胃升降失常的因素，均可致心神失用而生不寐。苏氏等认为寐的条件有三，即气血盛、营卫运行正常、神安，但脾胃运行顺畅则是保证三者正常的先决条件。现代一些医家亦多从"胃"着眼，立论本病病机。殷氏认为"胃不和则卧不安"是多种原因导致胃气失调，如酒食所伤、水饮停溢、痰湿内渍、胃阴不足等，从而影响睡眠。所以，临床上要祛除病因，和胃安眠。李氏等认为，胃是人体阴阳升降、交感平衡的中枢，其又作为"神机"物质基础的化生之源，而"脑"统司神志，调谐阴阳，故二者关系密切。二者对不寐的发病至关重要，李氏又提出不寐之主宰在"脑"，其基础在"胃"。

（4）肺魄学说　肺主气，司呼吸，内藏魄。肺气过盛，气机升降失常，神摇不安；肺气虚损，魄不制盛，气机升降失常，神摇不安；肺气虚损，魄不制魂，魂魄离散，导致不寐。《素问·病能论》有"肺者脏之盖也，肺气盛则脉大，脉大则不得偃卧"的记述。段氏认为，不寐从肺论治，不外两端：首先肺气宣肃失常，水道不通，凝液成痰，或气衰不充，心脉失濡；其次是过悲伤肺，神魂相欺。

（5）肾志学说　肾主水，纳气藏精。肾中真元不足，可直接导致阳不入阴，神不安守，其症状多表现为入睡困难、易醒早醒等。清代医家郑钦安《医法圆通·不卧》谓："不卧一证……有因肾阳衰而不能启真水上升以交于心，心气即不得下降，故不卧。"招氏在分析祝味菊、徐小圃、陈苏生等老中医的临床经验后，提出肾阳虚衰，虚阳浮越亦是本病病机之一。而恐惧、惊吓等不良情绪，亦可使肾水不固，失济于心，而生不寐。

4. 他邪所生

（1）火邪学说　心为君火，肝肾寄相火，相火妄动，上扰君火，二火相煽而致不寐。蔡氏等认为，心火静，神舍安，则寐；而火失常，神舍不安，则不寐。故实火病机可从心火炽盛、肝郁化火、痰热内扰论治；虚火则可从阴虚火旺、心脾两虚、心胆气虚辨证论治。

（2）痰瘀学说　基于先贤"久病必瘀""百病兼痰"之说，现代医家多从"痰瘀"等病理因素着手论治不寐。论"痰"所致不寐。李氏认为，顽固性不寐多由痰热内扰所生，与《景岳全书·杂证谟·不寐》所述"痰火扰乱，心神不宁，思虑过伤，火炽痰郁而致不眠者多矣"相吻合。顽固性不寐，迁延日久，肝失条达，刑克脾土，酿为痰热，或痰热内扰，心神不安，而致难以入眠。赵氏认为，阴木属肝，阳木属胆，夜间阳木不能与阴木相合，扰动心神，而阴阳不能相合的症结，就是痰湿占据阳魂之所，使其不能入内而生不寐。论"瘀"所生不寐。王氏将顽固性失眠的病机归于瘀血内阻，气血失和，神无所归，而生不寐。舒氏等宗"血气不合，百病乃生"之旨，认为不寐与瘀血关系密切，其机制不出虚、实二端。实者多因肝郁气滞，日久则成血瘀，血气失和，致使夜不能寐；虚者多由脾气受损，生化无源，肝血不藏，心血失养，而致血瘀阻滞，导致神无所依，魂无所附，而作不寐。因瘀血既是病理产物，又是一种致病因素，马氏认为，随着不寐的病情发展，亦可形成"瘀血－不寐－瘀血"的恶性循环。

5. 情志致病

情志失调也是引起不寐的重要原因之一。卢化平教授认为，现代人由于学习、生活的压力，易出现焦躁、浮动不安、惊恐不定等异常情绪，这些情绪不能及时宣泄，是造成不寐的主要诱因。燕氏等认为，情志因素是不寐的主要病因，恼怒、喜极、思虑、悲忧、惊恐5种因素过于激烈或持续时间长久就会导致情绪失调，从而引起阴阳失调、气血不和、脏腑功能失常而致不寐。曹晓岚教授认为，暴怒、思虑、忧郁等伤及脏腑，导致精血内耗、脏腑相互受累，多可形成顽固性不寐。张氏认为，情志失调也成为引起不寐的重要因素之一。张氏认为，老年人不寐常以思虑过度、情志过激为诱因，而怒则气上，悲则气消，思则气结，这不仅使不寐难以纠正，且容易合并心悸、眩晕、中风诸病。若患者不寐迁延不愈，必有心情不畅，气机不调，从而形成"肝郁－不寐－肝郁"的恶性循环。

上述病因病机学说均可相互联系而致失眠。其中，五脏藏神理论是贯穿其中的核心。营卫学说、阴阳学说、他邪所生、情志致病则是基础，但均以气血为物质基础。"营卫学说"与"阴阳相交"互为因果。正如《灵枢·口问》所言，卫气日行于阳经，阳经气盛而主动，神动出于舍则寤；夜行于阴经，阴经气盛而主静，神静入于舍则寐。又因卫气所生，有赖于胃，所以"胃不和则卧不安"与"卫气失衡"关系密切。李氏等认为，脾胃是卫气形成的基础，也是其运行的枢机，脾胃生化乏源则营卫化生不足，枢机不利则影响卫气运行，进而产生不寐。这不仅证实了"卫""胃"二者的联系，也提示调护脾胃、协调卫气运行是治疗失眠的重要思路。另外，火、痰、瘀邪与情志失和，均可引动阴阳失调，提示了情志、外邪与"阴阳学说"的联系。人是一个有机整体，气血循环，生生不息，其发病机制也不应从单一环节去分析判断。故无"有、无"之分，只含"主、次"之别，而不寐一证，也无出其右。以上诸论表明不寐发病的各学说之间存在着因果联系。

综观历代医家对失眠病因病机的认识，不外乎脏腑、阴阳、气血失调，致使心、肝、胆、脾、胃、肾等脏腑功能失调，出现心神不安而成本病。由外感病引起者，主要见于各种热病过程；由内伤引起者，则多由于心脾两虚、阴虚火旺、心肾不交、胃气不和、情志不舒、痰热内扰、瘀血阻滞所致。因外感所致的不寐，实证较多；因内伤所致的不寐，以虚证为主。其治疗主要采用健脾养血、滋阴降火、交通心肾、疏肝和胃、清热化痰、活血祛瘀之法。这些弥足珍贵的学术理论和治疗经验为目前失眠的研究提供了重要的文献资料。

第五章　失眠与脏腑的关联

历代医家认为失眠以七情内伤为主要病因，其涉及的脏腑不外心、肝、脾、肺、肾、胆、胃，其病机总属营卫失和，阴阳失调，或阴虚不能纳阳，或阳盛不得入阴。如《灵枢·口问》曰："卫气昼日行于阳，夜半则行于阴。阴者主夜，夜者卧……阳气尽，阴气盛，则目瞑，阴气尽而阳气盛，则寤矣。"《古今医统大全·不寐候》曰："痰火扰乱，心神不宁，思虑过伤，火炽痰郁，而致不眠者多矣。有因肾水不足，真阴不升而心阳独亢，亦不得眠。有脾倦火郁，夜卧遂不疏散，每至五更，随气上升而发燥，便不成寐，此宜快脾发郁，清痰抑火之法也。"其指出了脏腑功能紊乱，五神不能安居其舍，是失眠的关键病机。失眠和脏腑功能失调有着非常大的关系，人的五脏六腑，哪一个脏腑的功能失调都会导致失眠发生。虽然单独的脏器功能失调会影响失眠，但多数失眠都由两个或者两个以上的脏器功能失调所引起。国医大师路志正依据五脏藏神理论认为，五脏功能失调皆可引起五神的变化而发生不寐，而五脏之中，尤以脾（胃）最为重要。脾胃病变或脾胃虚弱，出现气血不足，心神失养，或中焦失运，蕴湿成痰，痰热扰心等，均可导致心神不宁而不寐。临床治疗失眠强调应审病因，辨脏腑，定病位，分虚实，随机而变。因此，中医可以通过调整脏腑的功能状态来治疗失眠。

一、从心肾或心论治

《类证治裁·不寐论治》曰："阳气自动而之静，则寐；阴气自静而之动，则寤。不寐者，病在阳不交阴也。"阳入于阴则寐，阳出于阴则寤。因此，阴阳失调是睡眠障碍发生的总病机。阴阳不和，心神浮越，魂魄妄行，可见失眠。心之阴阳根于肾，其对于心的代谢和生理功能起到调节作用。心在五行属火，位居于上属阳；肾在五行属水，位居于下属阴。所

第五章　失眠与脏腑的关联

23

以，心肾从阴阳、水火的升降理论来说，位于下者，以升为顺，位于上者，以降为和，心火必须下降于肾，肾水必须上济于心，这样心肾之间的生理功能才能协调。素体虚弱，或久病之人，肾阴耗伤，不能上奉于心，水不济火，则心阳独亢；或五志过极，心火内炽，不能下交于肾，心肾失交，心火亢盛，热扰神明，神志不宁，因而不寐。心藏神，心神受扰不得安，故整夜不得眠。正如《景岳全书·杂证谟·不寐》所说："其阴精血之不足，阴阳不交，而神有不安其室耳。"其又言："寐本乎阴，神其主也，神安则寐，神不安则不寐。"《古今医统大全·不寐候》曰："有因肾水不足，真阴不升而心阳独亢，亦不得眠。"无论痰瘀内扰或宿食化热，或脏腑虚损，全都通过影响心主神志的功能而发为不寐，故以清心泻火、镇心安神、交通心肾等治法为主，方以六味地黄丸合交泰丸酌加磁石、龙齿、紫石英治之，多获良效。

心藏神，劳累过度，耗血伤阴，心火炽盛，扰动心神。《清代名医医案精华》云："寤多寐少，悸动不宁，甚则惊惕是心之亢。"由此可见，心火独炽，是导致失眠的主要原因。治以清心泻火安神。方用王立忠教授自拟方清心安神汤（生地黄、炙远志、麦冬、连翘各12g，竹叶、栀子、淡豆豉各10g，百合30g，灯心草8g，茯神20g，甘草8g，莲子心、琥珀各3g）。方中生地黄、百合、麦冬养阴清热，连翘、竹叶、甘草、栀子、淡豆豉、莲子心、琥珀清心泻火，远志、茯神宁心安神。全方具有清心泻火、宁心安神之效。

人之所主者心，心之所养者血，阴血亏少，心体失养，是以心悸。心的藏神作用，常指大脑的生理活动而言，而大脑的思维活动，有赖于气血津精等物质基础。今阴亏血少，脑失濡养，故健忘、失眠；因肾阴亏虚，相火妄动而精泄。治以养心安神。方用天王补心丹（《摄生秘剖》）加减，方药组成：生地黄、人参、玄参、丹参、茯苓、五味子、远志、桔梗、天冬、麦冬、当归、柏子仁、酸枣仁。临证应用时，常将原方中的人参改为太子参，去桔梗，加桑椹、黑芝麻、首乌藤各30g，以补肾益精、安神、润肠通便，每获佳效。

若心神被邪扰而不能主持神明，导致神明躁动，故而出现不寐多梦、易于惊醒、胆怯心悸、遇事善惊、气短倦怠、舌淡、脉弦细等症状。治以镇心安神定志。方用安神定志丸（《医学心悟》），方药组成：人参、茯苓、茯神、远志、石菖蒲、龙齿。临证应用时，可将人参改为太子参，加磁石、生龙骨、生牡蛎以增强镇静安神之功。另有磁朱丸（《备急千金要方》），方药组成：神曲、磁石、朱砂，可用于治疗心神不安、虚阳上浮所导致的心悸失眠、耳鸣、耳聋等，以清心明目、镇心安神而奏效。

二、从肝或胆论治

肝为刚脏，体阴而用阳，其以血为体，以气为用，属气血升降之枢纽。肝体阴即肝的本体为阴脏，主藏血，能贮藏血液、调节血量、防止出血，以柔和为贵；肝用阳说明了肝的属性是升发，主疏泄，能疏通、畅达全身气机，以调达为用。肝的这两种功能协调平衡正是阴阳相交、相济、相合的一种体现。另外，人的睡眠与天地昼夜节律相呼应，机体阴阳和谐则人的昼醒夜寐能依次交替进行，而肝主藏血，内寄少阳胆火，属阴中含阳之脏，为阴阳统一之体。肝阴不足，相火妄动，阴阳失调，阳不入阴而致失眠，由此可认为肝体之阴不足为失眠之根源。《医效秘传·不得眠》曰："夜以阴为主，阴气盛则目闭而安卧，若阴虚为阳所胜，则终夜烦扰而不眠也。"夜间属阴，阴气盛则目闭而安然入睡，若阴虚阳亢扰动心神，神不安宁以致不寐；或者情志所伤，肝失条达，气郁不舒，郁而化火，火性上炎亦可致不寐。王立忠教授结合临床经验，查阅大量医学文献，参阅古今经典，提出以"肝体阴而用阳"理论治疗失眠的观点。《素问·五脏生成》中记载："人卧血归于肝。"肝为刚脏，得阴血滋养，相火得以被制约，夜寐安静；而昼醒肝血由营达卫，肝阳得以复动，昼精神爽。肝阴由肝精、肝血所化，亦由肝肾互滋所养，肝阴和肝血均可滋养肝体，涵养肝气，使肝木调达，肝性柔和，肝血和肝阴总属肝体之阴，二者不足是致失眠的根源。《华氏中藏经》认为胆热则多眠，胆冷则无眠。胆冷即胆寒，胆寒者，胆气虚寒，此非阳气不足而生内寒之意，而是胆之正常生理功能受损，胆失温和之候。《圣济总录》卷四十二记载："胆虚不得眠者，胆为中正之官，足少阳其经也。若其经不足，复受风邪则胆寒，故虚烦而寝卧不安也。"其又言："胆热多睡者，胆府清净，决断所自出。今肝胆俱实，荣卫壅塞，则清净者浊而扰，故精神昏愦，常欲寝卧也。"此种失眠者，临床多表现为虚烦不寐，舌淡，脉象虚浮或弦细。如果肝的疏泄功能正常，气机调畅，机体阴阳平衡，疾病无从可生，则为寐；如果肝主疏泄功能异常，气机逆乱，肝不藏血，气血逆乱，则为不寐。《素问·刺热》言："肝热病者……热争则狂言及惊，胁满痛，手足躁，不得安卧。"《普济本事方》云："平人肝不受邪，故卧则魂归于肝，神静而得寐，今肝有邪，魂不得归，是以卧则魂扬若离体也。"在临证中，失眠者每以情志精神刺激为主因，与肝胆病变亦密切相关。故对一些顽固性失眠，如病程缠绵，服安神药少效或罔效者，辄从肝胆论治而独效。

肝藏魂，主疏泄；心藏神，主血脉。若所思不遂，精神抑郁，以致肝气不达，血气失畅，瘀阻血脉，心神失养而失眠。故《医方辨难大成》谓："气血之乱皆能令人寤寐之失度也。"症见彻夜不寐，即使入睡，也乱梦纷纭，兼有情志郁郁不乐，时喜叹息，胸胁胀痛，舌紫，脉弦或涩，治宜理气活血，以安肝魂，方用血府逐瘀汤。对此，王清任曾解释道："夜不能睡，用安神养血药治之不效者，此方若神。"若肝郁日久，最易化火，肝火怫逆，冲激肝魂，则魂摇而睡卧不宁。《血证论·卧寐》云："阳浮于外，魂不入肝，则不寐。"症见入夜烦躁，难以入睡，或梦呓频作，或有梦而遗，兼有急躁易怒，头晕目眩，便秘溲赤，舌红苔黄，脉弦数。方用柴胡加龙骨牡蛎汤最为合拍。肝火多缘气郁不解所致，故治疗时毋忘疏肝解郁。若专事苦寒泻火，将致气血凝结，郁火愈盛，症情更甚。

肝藏血，人卧则血归于肝，若年遇正虚，或大病失血，致使血亏气郁，血难归肝，肝魂失养而难眠。《难经·四十六难》曰："老人血气衰，肌肉不滑，营卫之道涩，故昼日不能精，夜不能寐也。"症见终日困倦而难以入眠，或少睡即醒，不再入睡，兼有面色少华，头晕目眩，精神萎靡，健忘，舌淡苔薄白，脉细弱。治当补肝养血，疏肝开郁。方选酸枣仁汤加减。国医大师张震教授认为肝胆相表里，若情志不遂，肝气郁结，胆失疏泄，气郁生痰，痰气交阻，内扰神魂，则心烦不寐、夜多异梦。其治疗以调肝理气、化痰利胆、和胃安神为主，处方中酌情佐半夏、竹茹、石菖蒲、浙贝母、陈皮等，化痰助眠。全国名老中医马云枝教授认为，肝体阴不足和肝用阳失常为失眠的主要病机。肝体阴不足，或为肝血亏虚，或为肝阴不足，治疗需要兼以祛邪。如果肝血亏虚，以酸枣仁汤或归脾汤加减；如果阴虚阳亢，伴有头晕目眩，舌体和双手震颤者，用天麻钩藤饮或镇肝熄风汤加减。肝用阳失常，病机复杂，临床表现多变，治疗需要兼顾他脏，随证进行加减。如果肝郁气滞，用柴胡疏肝散加减；如果郁久化热，用丹栀逍遥散加减；肝与胆具有互为表里的密切联系，如果胆郁痰热，用黄连温胆汤加减。

王立忠教授认为肝体阴之性以虚者居多，其治疗失眠常从两方面进行辨证，一则肝血亏虚，一则肝阴不足，治则为补虚兼以祛邪，对人体气血阴阳进行调理。王立忠教授针对不同病因病机进行辨证施治，如阴不足者益其阴、阳气亢者制其阳，采用疏肝解郁以安神、清肝泻火以安神、平肝潜阳以安神、滋阴养肝以安神等方法，并根据不同证型选用龙胆泻肝汤、酸枣仁汤、知柏地黄汤、天麻钩藤饮及镇肝熄风汤等加合欢皮、夏枯草、紫石英、生龙骨等治疗。

人身阳入于阴则寐，阳出于阴则寤。阳入于阴者，相火下降也。相火下行，须得胆经右降，胆经不降，多由于热。此病之胆经不降，则由于胆经之寒。肝胆升降，互为其根。胆经降则肝经升，肝经升则胆经降。肝阳弱而升气不足，胆经遂寒而不降。在临床中，胆寒所致失眠多采用温降法，用酸枣仁汤加减治疗，使机体阴阳平衡、各归其位、各司其职，则病可愈。胆主少阳，内寄相火，胆气冲和，则能上养心火，故有"心与胆相通"之说。若暴受惊骇，或思虑太过，少阳枢机不达，胆气郁结化火，灼津成痰，痰火扰乱心神，可致失眠。症见睡卧辗转不安，难以入眠，或易于惊醒，兼有心烦懊憹，口苦咽干，胸闷痰多，舌红苔黄腻，脉滑数等。治以清胆除烦，化痰解郁，选用温胆汤加减。

王立忠教授亦认为，若患者形体肥胖，素来痰多，痰浊阻滞，胆经不利，郁而化热，痰热扰心，热迫津出则入睡难；若患者肝阴不足，阴不涵阳，虚阳躁扰，魂无所依，亦致入睡难。故王立忠教授以清热化痰安神，佐以滋肝补肾、安神定志治之，方宜黄连温胆汤合二至丸酌加磁石、紫石英，在此基础上亦可酌情加入酸枣仁、连翘、五味子以祛痰清热、养心安神，心悸可加龙齿以助镇心宁神之效。

三、从脾胃论治

《素问·逆调论》曰："胃不和则卧不安。"胃不和即指脾胃功能不和，是引起失眠的直接原因。清代张璐在《张氏医通·不得卧》中又进一步阐述了"胃不和则卧不安"的原因，其认为"脉滑数有力不眠者，中有宿滞痰火，此为胃不和，则卧不安也"。胃主受纳、腐熟，脾主运化，脾与胃密切配合，纳运相得，二者共为营卫气血津液等生命物质的化生之源。脾气宜升，胃气宜降，脾胃为全身气机升降之枢，脾胃之气一升一降，升降相因，从而保证了纳运功能正常。故《临证指南医案·脾胃》云："脾宜升则健，胃宜降则和。"脾为阴脏，喜燥而恶湿；胃为阳腑，喜润而恶燥。脾易湿，得胃阳以制之，使脾不至于过湿；胃易燥，得脾阴以制之，使胃不至于过燥。脾胃阴阳燥湿相济，两者才能纳运、升降协调。故《临证指南医案·脾胃》言："太阴湿土，得阳始运；阳明阳土，得阴自安。"导致脾、胃、小肠、大肠功能失调的病因多种多样：或因饮食不节，损伤脾胃，如《素问·痹论》中"饮食自倍，肠胃乃伤"；或因外受寒湿等六淫之邪侵袭，导致脾胃运化功能失常；或因精神紧张，思虑过度，七情所伤，肝失疏泄，克脾犯胃，如《症因脉治·内伤不得卧》中"肝火不得卧之因，或因恼怒伤肝，肝气怫郁，或尽力谋虑，肝血有伤，肝主藏血，阳火扰动血室，则夜卧不宁矣"；或因用药不当，损伤脾胃以致脾土虚弱；或因他脏之病，经久不愈，损及脾胃。总之，外感、内伤、饮食、七情、劳役等诸多因素均可导致脾、胃、小肠、大肠功能失调，胃气不和，而形成不寐。至于因脾、胃、小肠、大肠功能失调，患者因胃肠道不适症状而出现坐立不安、不宁之状，在临床较为多见。因脾胃亏虚、气血不和，或饮食停滞、胃腑不和而致的失眠也时有发生，故用健脾益气、和胃安神法治疗本病，方用归脾汤（《济生方》）。其组成为人参、黄芪、白术、茯神、酸枣仁、龙眼肉、当归、远志、木香、甘草、大枣、生姜，可加用合欢皮、合欢花、豆蔻，临床多获佳效。若血虚较甚，加制何首乌、熟地黄、白芍、阿胶以补血充脑安神。

四、从肺论治

《灵枢·诀气》言："上焦开发，宣五谷味，熏肤，充身泽毛，若雾露之溉，是谓气。"其指出肺宣发五谷形成卫气。如果肺气不足，无力助脾宣发五谷形成卫气，也无力推动卫气循行，则卫气不足，循行失常。尤其当邪气客于五脏六腑时，卫气不足以抗衡，被迫行于阳分，也无法正常入于阴分营养脏腑，导致心神不潜而失眠。老年人出现失眠，与气血精的亏虚有关。而肺气亏虚在卫气不足和循行失度中扮演了重要角色。《灵枢·营卫生会》说："壮者之气血盛，其肌肉滑，气道通，荣卫之行，不失其常，故昼精而夜瞑；老者之气血衰，其肌肉枯，气道涩，五脏之气相搏，其营气衰少而卫气内伐，故昼不精，夜不瞑。"其指出失眠与营气衰少而卫气内伐有关。老年人醒时卫气内伐，与肺气亏虚无法宣发卫气，使其正常循行于体表有关，故老年人卫外能力下降而夜晚难寐。对于失眠，《灵枢·邪客》提出"补其不足，泻其有余，调其虚实，以通其道，而去其邪"，指出治疗上应当全面兼顾。失眠的发生与肺密切相关。肺宣肃功能失调，则卫气失和，卫气不足、内伐太过、营阴衰少均可导致失眠；肺职失司，卫气运行失常留于阳则阳跷盛，卫不和则卧不安；肺与营卫气血的生成、输布及心功能的正常运行密切相关，故肺功能失常可发为失眠；过忧伤肺，肺气闭塞不行，致使精神活动失常，同样可发为失眠。由于肺的功能失常往往是间接造成失眠，故而临床上从肺论治失眠常没有得到应有的重视。由上可知，导致失眠的肺部证候有肺气不足、肺气壅滞、肺失宣降、肺阴亏虚等，可予以培补肺气、宣肺解表、滋阴润肺等治法。而这些肺部证候往往和其他脏腑证候相间错杂，应当全面调理。若肺气不宣、卫阳不振则应宣发肺气，振奋卫阳。肺心同治有补益心肺之气、滋补肺心之阴、清心肺之火等法。肝肺同治有疏肝宣肺、平肝润肺等法。脾肺同治有补益脾肺之气、宣降肺气而助脾健运等法。这些治法能够调整五脏阴阳气血，从而使得心神安定，患者可安稳入睡。如仲景创立的桂枝加龙骨牡蛎汤能调和营卫、摄纳心神，用来治疗营卫不和、阴阳失调之不寐，颇有良效。方中君药桂枝主入肺经，具有开宣肺气而助卫阳的功效，可以使卫气布散固护营阴，而营卫调和，则卫气循行往复而寤寐正常。王翘楚运用平肝润肺法治疗肝阳上亢，木旺侮金，肺阴受耗的燥咳不寐，通过使肝阳得平、肺阴得补、心神得安而取得良效。故失眠可从肺辨治。肺气郁痹证，治以开郁宁神、降气平喘，采用五磨饮子合甘麦大枣汤加减；肺气虚弱证，治以补益肺气、安神定魄，选用生脉散合补肺汤加减；痰瘀阻肺证，治以化痰祛瘀，采用二陈汤、半夏秫米汤合血府逐瘀汤加减。

失眠的辨证与临证论治乃治疗疾病之肇始。气血来源于脾胃运化的水谷精微，气血化生充足，上奉于心，则心得所养；受藏于肝，则肝体柔和；统摄于脾，则生化不息；调节有度，化而为精，内藏于肾，肾精上承于心，心气下交于肾，则神志安宁，夜寐自安。《景岳全书·杂证谟·不寐》曰："不寐证虽病有不一，然唯知邪正二字，则尽之矣。盖寐本乎阴，神其主也，神安则寐，神不安则不寐，其所以不安者，一由邪气之扰，一由营气不足耳。"失眠之证，证型繁多，但临床辨证不外三个要点，一辨脏腑，二辨虚实，三辨轻重。治疗也要遵循三个要点，一是注重调整脏腑阴阳气血，二是安神定志当为基本治法，三是强调精神疗法。外邪侵袭，内生五邪，皆可导致脏腑功能失调，脏腑功能失调则阴阳失衡。病不寐者，阳气不得入于阴，不得入于阴则阴气虚，故不寐也。老年人先天之本肾精逐渐耗损，后天脾胃运化不足，心肝脾肾俱虚，脏腑功能减退，气血亏虚，阴阳失其平衡，治疗可从调治脏腑出发，调节阴阳，滋肾平肝，交通心肾，健脾调胃，则脏腑得和，阴阳自调，气血充足，阴阳不失其常，故昼精夜瞑。情志不舒或精神紧张、过度焦虑等也是导致人失眠的常见因素，除药物治疗外，医者还要注意患者的精神状态，须多嘱咐患者从事适当的体力活动或体育锻炼，避免过逸过劳，同时增强体质，避免情绪激动，保持心情舒畅，促进身心健康，使患者能够较好地入睡，应《素问·上古天真论》所言："志闲而少欲，心安而不惧，形劳而不倦。"药物治疗配合精神治疗及生活调摄，往往能事半功倍。

临床所见的脏腑病变，多与失眠先后可见，且相互影响，互为因果。本病轻者入睡难，重者气血逆乱，影响心肺、肝胆、脾胃、肾功能，或引起旧恙突发，往往病情错综复杂，医者必须审证求因，妥善施治。

第六章　失眠的分型与论治

　　西医学中的神经症、高血压、脑动脉硬化症、贫血、更年期综合征及某些精神疾病中凡是有失眠表现者，均可参考本章进行辨证治疗。目前失眠的西医治疗以镇静催眠药物为主，因患者服药后出现头晕头痛、戒断反应等不良反应而限制了其临床应用。中医药治疗失眠疗效较好，在治疗选药方面，可根据药物来源及效用特点不同，将安神药物分为重镇安神和养血安神两类。前者以矿物药为主，如朱砂、琥珀、磁石、龙骨、牡蛎等，取其重则能镇、重可去怯的作用，多用于实证。后者为植物药，如酸枣仁、柏子仁、远志、首乌藤等，多带有补性，乃取其养心滋肝的作用，多用于虚证。安神类药物属于治标之品，故只宜暂用，不可久服，中病即止。所以在临床应用安神药时，医者尚须在治病求本的思想指导下，根据不同病因、病情、虚实等予以适当配伍，做标本缓急的全面考虑，方能取得良好效果。如矿物类药物若作丸、散剂服，则易伤胃耗气，须酌情配伍养胃健脾药同用，部分具有毒性的药物更要慎用。心神不安属虚证者，当选用养心安神药。若心神不安由心血不足所致，需与补血药配伍；若由心阴虚所致，需与补阴药配伍；若由心阳不足所致，需与温补心阳之品配伍；若属心肾不交者，需与滋阴降火、交通心肾之品配伍。心神不安属实证者，当选重镇安神药。若因火热所致者，则与清心泻火药物配伍；因痰所致者，则与祛痰开窍药配伍；因血瘀所致者，则与活血化瘀药物配伍；因肝阳上扰所致者，则与平肝潜阳药配伍。

　　王立忠教授，全国老中医药专家学术经验继承工作指导老师，在临床实践数十年，创新性地总结出失眠的九种证型，分别为心脾两虚证、胃气不和证、肝郁化火证、心肾不交证、心虚胆怯证、瘀血扰神证、心火炽盛证、痰火扰神证、阳虚失潜证，并对应九种治疗方法，分别为益气养血法、和中安神法、清肝安神法、交通心肾法、益气温胆法、活血安神法、清心安神法、化痰安神法、温阳镇潜法，同时结合辨证论治，根据兼症加减化裁。现将王立忠教授治疗失眠的常用临床分型及论治进行如下论述。

一、心脾两虚与益气养血法

心藏神，在志为喜；脾藏意，在志为思。《类经·藏象类》认为心"为脏腑之主，而总统魂魄，并赅意志……思动于心则脾应"。五脏藏神，心为主导。人身以气血为本，精神为用。血气者，身之神。心生血而主血脉，脾胃为气血生化之源，生血而又统血。血，水谷之精气，总统于心而生化于脾。血与气，一阴一阳，气血调和，阴平阳秘。脾气健旺，化源充足，气充血盈，充养心神，则心有所主。心血运于脾，心神统于脾，心火生脾土，脾强则能主运化，而生血统血。因此，心与脾在病理上相互影响，与心脾相关的证候主要表现为血液的生成和运行失调，以及脾运化无权和心神不安等。

本型患者多为劳心过度，伤心耗血，或妇女崩漏日久，产后失血，或患者体衰，或行大手术后及年老气虚血少等，引起气血不足，无以奉养心神而致不寐。有的患者则为饮食劳倦伤及脾胃，胃气不和，脾阳不运，食少纳呆，气血化生来源不足，无以养心，而致心脾两虚。正如《景岳全书·不寐》中说："无邪而不寐者，必营血之不足也，营主血，血虚则无以养心，心虚则神不守舍。"因而，在辨证施治时，医者必须将以上病机及辨证要点结合起来，辨证方能更加准确。本证辨证要点为不易入睡，梦多易醒，醒后再难入睡，兼见心悸健忘，头晕目眩，肢倦神疲，饮食无味，舌质淡，苔薄白，脉沉细。心主血，脾生血，心脾两虚，血不养心，神不守舍，故不易入睡，多梦易醒，心悸健忘；气血不足，不能上养于脑，则头晕目眩等症作矣。故用益气养血法以补益心脾、养血安神，临证选用归脾汤治疗，每获良效。归脾汤出自《济生方》，方药组成：人参、黄芪、白术、茯神、酸枣仁、龙眼肉、当归、远志、木香、甘草、大枣、生姜。若失眠见于产后，患者因失血过多，阴亏气弱，症见心悸怔忡，睡卧不宁，梦多，记忆力减退，舌红苔少脉细弱等症。常用圣愈汤（《兰室秘藏》）加减，方药组成：熟地黄、党参、黄芪、当归、白芍、川芎，临证时常去川芎，酌加酸枣仁、柏子仁、首乌藤、阿胶以养心血、益智安神。若神经衰弱者，加制何首乌、生山药、炙远志、五味子、龙眼肉、枸杞子等补肾益精，荣脑安神，多获令人满意的疗效。若失眠较甚，加首乌藤、五味子、合欢花、柏子仁以助养心安神，或加龙骨、牡蛎以镇心安神。若血虚较甚，加制何首乌、熟地黄、白芍、阿胶以补血充脑安神。

王立忠教授认为，此种失眠类型主要与心、肝、脾三脏有关。其中，以肝血不足为主者用酸枣仁汤，肝血足则魂归于肝而夜寐得安。王立忠教授亦认为，此证由肝血不足，血燥生热，热扰于心所致，故心烦而不得眠。虽肝血不足所出现的心烦亦名曰虚烦，但其与栀子豉汤证"火郁"之虚烦不眠则大相径庭，不能同日而语。王立忠教授尤其指出，治疗失眠不寐之证，动手便用酸枣仁汤，服之无效而反归咎于仲景，殊不知失眠一证，心火上炎者有之，火郁懊恼者有之，痰郁火结者亦有之，而执酸枣仁汤一方御万变，则吾不知其可也。如果老年人气血两虚，心脾不足，营卫行涩，而阴阳水火不能相交，所致精神昏昏，而夜反不能睡，切其脉缓软无力，舌质淡嫩，可用归脾汤加减。多服几剂，可望见功。或用珍珠母、龙齿、人参、沉香、远志、炙甘草、茯神、首乌藤、夜合花、炒酸枣仁，共研细末，炼蜜为丸，每日早、晚各服一次，而有安神定志、交通心肾的作用。若心之阴血不足，王立忠教授则用天王补心丹加减治之。本方用生地黄、玄参、天冬、麦冬以滋心阴之虚，丹参凉血清心，柏子仁润心定志，茯神、远志安神养心，酸枣仁、五味子敛阴潜阳，当归补血，党参益气，朱砂镇心而有灵，桔梗载药以滋心阴。诸药合用，共奏其功。

二、胃气不和与和中安神法

《素问·逆调论》曰："胃不和则卧不安。"清代张璐在《张氏医通·不得卧》中又进一步阐述了原因，其认为："脉滑数有力不眠者，中有宿滞痰火，此为胃不和，则卧不安也。"因脾胃亏虚、气血不和，或饮食停滞、胃腑不和而致的失眠时有发生。本型患者多为平素喜食生冷寒凉之品，或平时过度忧愁、喜怒无常，或伤心过度，抑或年老体弱，或饮食不洁或不节之人。《素问·逆调论》指出："阳明者胃脉也，胃者六腑之海，其气亦下行。阳明逆不得从其道，故不得卧也。"故用和中安胃法以健脾益气、和胃安神治疗本病，临证选用和中安神汤治疗，也多获良效。

和中安神汤由保和丸加远志、石菖蒲、龙骨、牡蛎组成。方药组成为陈皮 10g、法半夏 12g、茯苓 15g、炒莱菔子 15g、焦山楂 15g、焦建曲

10g、连翘 10g、远志 10g、石菖蒲 12g、龙骨 30g（先煎）、牡蛎 30g（先煎）、甘草 10g。本方可以和中化痰，开窍宁志，主治郁证、癫痫、不寐、百合病等疾患，症见痴呆不语，或哭笑无常，夜不能寐或夜梦纷纭，纳差脘满，食则腹胀，舌体胖，边有齿痕，舌苔白厚或中部黄，脉沉滑。

临证加减：夜寐不安者，加甘松、紫石英；舌质偏红、苔少者，去半夏，加竹茹、石斛；舌红、苔黄厚、大便干者，加大黄。志为肾所藏，今世之人，心理因素日趋复杂，思虑过度则伤脾，脾伤则运化失职，水湿不运，痰浊内生，痰浊与清阳搏结于上，则元神被扰，而致神志不宁。所以，欲宁志当以保和丸和中化痰为主，佐以远志、石菖蒲、龙骨、牡蛎等开窍宁志、潜镇定惊、开郁醒脾之品。

三、肝郁化火与清肝安神法

肝郁化火型失眠是一种实性失眠，是由恼怒伤肝，肝失条达，气机受阻，肝气郁结化火，肝火上窜导致心神不宁而引起的失眠。《普济本事方》言："平人肝不受邪，故卧则魂归于肝，神静而得寐。今肝有邪，魂不得归，是以卧则魂扬若离体也。"故症见不寐心慌，烦躁易怒。气郁生火，燔灼胆胃，清阳不升，故耳鸣、口干苦；火灼津伤则下肢拘挛，大便干结。舌淡暗、苔薄黄腻、脉沉弦偏细均为肝郁化火之征。本型患者多为中青年女性。辨证要点为不寐，情绪急躁，口干口苦，小便黄赤，大便秘结，舌红苔黄，脉弦数。此证多因郁怒伤肝，肝失条达，气郁化火，上扰心神。故用清肝安神法以清泻肝火、镇心安神治疗本病，临证选用龙胆泻肝汤加减治疗，获效颇丰。

龙胆泻肝汤出自《医方集解》，方药组成为龙胆草、车前子、木通、生地黄、栀子、黄芩各9g，泽泻12g，柴胡、当归、生甘草各6g。方中龙胆草、黄芩、栀子清肝泻火，泽泻、木通、车前子清利肝经湿热，当归、生地黄养血和肝，柴胡疏畅肝胆之气，甘草和中。同时可加酸枣仁、龙齿、磁石以镇心安神。诸药合用共奏疏肝泄热、镇心安神之功效。若胸闷腹胀善太息，加郁金、香附之类以疏肝开郁。临证时常去木通、车前子，酌加夏枯草。若夜间醒后不易入睡，配夏枯草可获殊效。

王立忠教授指出，妇人善怀而肝气常郁，气有余便是火，火灼肝阴，加剧气郁热结，则阴血为之不足。夫气血者，阴与阳也。气血不调，则阴阳乖戾，心肝血燥，则神魂不安，而失眠少寐则生。治宜以丹栀逍遥散调畅肝气，补益脾土，兼以清热。本方以柴胡疏肝而开郁，理气以宣热；当归、白芍补血平肝而润燥；牡丹皮、栀子清三焦浮游之火，平肝凉血以制阳亢；白术、茯苓健脾利湿，以安神魂；薄荷升清阳以透木郁，煨生姜健胃气以化浊阴。同时亦可加茯神、生龙骨、生牡蛎以镇惊定志，安神入眠。此方疏肝解郁，补血清热，培土伐木，调和阴阳，通利三焦，而交通心肾，故治月经不调、气血阴阳不和之失眠亦效如桴鼓。

四、心肾不交与交通心肾法

心肾不交证，是指心肾水火既济失调所表现的证候，多由五志化火，思虑过度，久病伤阴，房事不节等引起。临床表现为心悸不安，不能入睡，多见临睡时精神兴奋，面部潮红，舌红少苔，脉弦细。心为火脏，肾为水脏，心阳（即心火）下降而交于肾阴，肾阴（即肾水）上升而济于心阳，从而使心肾两脏的阴阳、水火、升降关系处于平衡、相济、协调状态，以维持人体正常的生命活动。升降失常，水火不济，必然会产生心肾不交的病变。肾阴不能上济，阳无阴制，于是心火偏亢，常怔忡不宁，夜寐不安。本型患者多见于中年女性或体质虚弱者，此证与西医学心律失常、神经症等相似。本证以失眠，伴见心火亢、肾水虚的症状为辨证要点。故用交通心肾法以滋肾潜阳、交通心肾治疗本病，临证选用交泰丸治疗，每获良效。

交泰丸出自《韩氏医通》，方药组成为黄连 3g、肉桂 1.5g，研为末，于睡前 2 小时吞服，或于下午、晚上分 2 次服，亦可作汤剂，水煎服。方中黄连能够清泻心火，制约偏于亢盛的心火，肉桂可以温补肾阳使肾水上承，两种药物搭配可以使清中有温。本方重在清心降火，使水火相济，阴阳平衡，心肾相交，从而缓解心悸失眠、心胸嘈杂等症状。心肾不交的患者会有心情烦躁、容易失眠、心悸心慌、耳鸣目眩、心胸部痞满嘈杂等心火旺盛的症状，还会有腰膝酸软、五心烦热、潮热盗汗等肾阴虚的症状。临证应用时，医者可加入远志、石菖蒲、麦冬以养阴安神定志。

王立忠教授指出，此证由肾水亏于下、心火亢于上所致。阴亏火旺，故心神不安，不得卧，亦可用黄连阿胶汤泻南补北、滋阴清火。本方是治疗少阴阴虚火旺，心肾不交，水火失济之名方。如果少阴肾水亏虚，心火无制而上炎，就会导致心肾不交、水火失济的病理状态，这种病理状态所产生的最常见病证就是"心中烦，不得卧"。心烦不得卧寐，是指心烦之证较重而并非一般情况，其舌脉的特点是舌质红绛少苔或光绛无苔，甚则舌尖红赤起刺状如杨梅，脉细数或弦数等。方中黄芩、黄连苦寒以泻心火；鸡子黄、阿胶血肉有情之品以滋肾水；芍药与黄芩、黄连相配，酸苦涌泄以泻火，与鸡子黄、阿胶相配，酸甘化液以滋阴，同时还能敛热安神以和阴阳。因而全方具有滋阴泻火、交通心肾之功。在临床运用本方时，一定要注意煎服方法：一是阿胶烊化后兑入汤药中；二是鸡子黄不可与他药同煎，应当等待去滓稍凉时纳入汤中，搅令相得服之。若遵此方法服用本方，临床必收佳效。

五、心虚胆怯与益气温胆法

汉代张仲景在《伤寒论》《金匮要略》中提出："虚劳虚烦不得眠。"《沈氏尊生书·不寐》云："心胆俱怯……梦多不详，虚烦不眠。"此证患者多因体质虚弱，遇事易惊，或暴受惊骇，情绪紧张，渐至心虚胆怯，导致心神不宁而不寐。临床表现为心悸，健忘，失眠，梦遗，大便干，口干咽燥，舌红苔少，脉细数。人为心所主，心为血所养，阴血亏耗，心体失于濡养，则可见心悸怔忡等症状。心的藏神作用，与大脑的思维活动密切相关，而脑的思维活动有赖于气血津精等物质基础，今阴亏血少，脑失濡养，故健忘、失眠。又可因肾阴亏虚，相火妄动而出现精泄。

本证型各年龄段均有发病，其中以中老年人最常见，严重影响患者的生活质量。在临床中，西医治疗方法颇多，但存在病情易反复、药物有不良反应、依从性差等问题，疗效往往难以让人满意。本证以虚烦不眠为辨证要点，故采用益气温胆法以养心安神，方用安神定志丸合天王补心丹加减治之。方药组成为人参、茯神、茯苓、五味子、远志、桔梗、天冬、麦冬、当归、柏子仁、酸枣仁。临证应用时，常将人参改为太子参，去桔梗，加桑椹、黑芝麻、首乌藤各30g，以补肾益精、安神、润肠通便，每获佳效。

安神定志丸以茯苓、茯神、远志、人参养心安神为主，辅以石菖蒲、龙齿镇惊安神，补中有降，并以朱砂为衣重镇安神，诸药合用，共奏安神定志、益气镇惊之功。此方在临床上常用于治疗心胆气虚、心神不宁诸证。天王补心丹出自《摄生秘剖》，方中的生地黄和玄参被用作主药，具有滋阴补肾、养血润燥的作用，能够补水以制火，使肾水上升而心火不亢，心火下降使肾水不寒，取水火既济之意。辅药包括当归、丹参、人参、茯苓、柏子仁和远志，这些药物共同发挥益气健脾、宁心安神的功效。佐药有五味子、酸枣仁、天冬、麦冬，其可以收敛耗散之心气，使心神自宁。桔梗作为使药，使药物能够到达心经并缓下于肾。另外可服用磁朱丸（《备急千金要方》），方药组成：神曲、磁石、朱砂。此方可用于治疗心神不安，虚阳上浮而导致的心悸失眠、耳鸣、耳聋等，其通过清心明目、镇心安神而奏效。

六、瘀血扰神与活血安神法

历代医家对失眠的认识不乏真知灼见。而言"失眠从血瘀论治者"，清代王清任实为第一人。在清代王清任《医林改错》所载的血府逐瘀汤所治19条症目中，与失眠有关者，即有天亮出汗、夜睡梦多、不眠、小儿夜啼、夜不安5条。兹录部分原文如下：①因出汗醒，名曰盗汗……竟有用补气、固表、滋阴、降火服之不效，而反加重者。不知血瘀亦令人自汗、盗汗，用血府逐瘀汤，一两服而汗止。②夜睡梦多是血瘀。③夜不安者，将卧则起，坐未稳，又欲睡，一夜无宁刻。重者满床乱滚，此血府血瘀。本证型各年龄段均有发病，其中以中年女性最常见。本证辨证要点为烦扰不安，心悸，夜不能寐，且易惊醒，甚则彻夜不眠，精神紧张，痛苦不堪，舌质暗紫，脉多弦细而涩。此因心神被瘀血阻滞而不得守藏所致，可采用活血安神法以活血化瘀、通窍安神，方用血府逐瘀汤化裁。

血府逐瘀汤出自《医林改错》，方药组成为当归、生地黄、桃仁、红花、枳壳、赤芍、柴胡、甘草、桔梗、牛膝、川芎。本方化裁加酸枣仁、首乌藤、法半夏、珍珠母、生龙齿，具有疏肝解郁、活血祛瘀、镇惊安神定志之功。对于顽固性失眠，在此方基础上酌加黄连、法半夏清热祛痰，安眠效果更佳。

若读过王清任《医林改错》的原文，则会被其镇定自若的气势、简单明了的论述折服，其独重"气血"的论治思想和令人拍案的临床疗效更是为人所推崇。然而，问题在于何以王清任独重"气血"，并在此理论指导下的实践取得了前所未有的验效？神宜静而易动，血宜畅而易滞。人浮沉于世为世事所累，心首受其害。《灵枢·本神》中曰："所以任物者谓之心。"在人体生命活动过程中，五脏化五气，以生怒、喜、思、悲、恐。《素问·灵兰秘典论》中曰："心者，君主之官也，神明出焉。"可见心的地位在五脏系统中最为重要，为生命过程的动力与主宰。若心神被扰，即牵于事，则火动于中，心火既动，心神则不安，阴阳失和，魂不归肝，入夜何以安眠？

七、心火炽盛与清心安神法

心火炽盛证是指心经邪热炽盛的证候。《太平圣惠方》卷四言："夫心实则生热，热则阳气盛，阳气盛则卫气不行，荣气不通，遂令热毒稽留，心神烦乱，面赤身热，口舌生疮，咽燥，头疼，喜笑，恐悸，手心热，满汗出，衄血，其脉洪实相搏者，是其候也。"故而，若热邪内扰心宫，甚至阻碍心神入归之道，心神游弋于外而不能归藏静翕，则可导致失眠。

本证型多因情志抑郁化火，或火热之邪内侵，或过食辛辣刺激食物、温补之品久蕴化火，扰神迫血而成。本型以心烦失眠，惊悸不安，头晕，健忘，手足心热，口舌糜烂，舌质红、苔少，脉细数为辨证要点。治疗上采用清心安神法以清心泻火安神。方用王立忠教授自拟方清心安神汤，方药组成为生地黄、炙远志、麦冬、连翘各 12g，竹叶、栀子、淡豆豉各10g，百合 30g，灯心草 8g，茯神 20g，甘草 8g，莲子心、琥珀各 3g。此方中的生地黄、百合、麦冬养阴清热，连翘、竹叶、甘草、栀子、淡豆豉、莲子心、琥珀清心泻火，远志、茯神宁心安神。全方具有清心泻火、宁心安神之效。对于顽固性失眠，王立忠教授常配以牛黄清心丸治疗，尤其对于有中风后遗症而不寐者，颇获良效。牛黄清心丸（同仁堂制）用于气血不足、痰热上扰引起的胸中郁热、惊悸虚烦、不寐、半身不遂、神志昏迷等症，具有益气养血、镇心安神、化痰息风之功。

王立忠教授认为，就临床所见，火为失眠的最常见病因。这是因为睡眠本是动转静、阳转阴、开转翕的过程，需要收敛、平静，是为阴气用事。而火为躁动、为开散，故体内有火最易导致失眠。王立忠教授临证时根据不同情况，分别配合应用半夏秫米汤、温胆汤、黄连阿胶鸡子黄汤等方。其中半夏能交通阴阳，是治疗失眠的佳品，但用量须大，当用15～30g，若能与夏枯草相伍，更有妙意。半夏禀夏气方生，喜阳而恶阴；夏枯草至夏则枯，喜阴而恶阳。二药性异，交通阴阳，阳得以入阴，阴得以守神，故能起到安神催眠的作用。又若兼见阴血不足者，王立忠教授则转方用朱砂安神丸。方中用黄连、朱砂清泻心火，重镇安神；用当归、生地黄养血制火；甘草缓火之急。临睡时冲服朱砂，多可获覆杯而卧之效。然朱砂有毒，不可多服，更不可久服，临证时当须谨记之。

八、痰火扰神与化痰安神法

《景岳全书·杂证谟·不寐》言："痰火扰乱，心神不宁，思虑过伤，火炽痰郁而致不眠者多矣。"其明确指出痰火内扰是导致不寐的常见原因。清代唐容川在《血证论·卧寐》中亦认为"盖以心神不安，非痰及火"。若宿食停滞，积湿生痰，因痰生热，痰热上扰，则不寐心烦，多寐易醒，伴见胸闷痰多，头重目眩，口苦恶食，嗳气吞酸，舌质偏红，舌苔黄腻，脉滑数等。

本证型多由饮食不节，如暴饮暴食、恣食肥甘生冷，或嗜酒成癖，导致肠胃受热，痰热上扰。本型以心烦不寐，胸闷痰多，口苦、呕涎、眩晕、惊悸，苔黄而腻，脉象滑数或弦滑而数为辨证要点。治疗宜用化痰安神法以清化痰热、宁心安神，方用温胆汤加黄连、全瓜蒌、天竺黄治之。温胆汤载于《三因极一病证方论》，方由半夏、竹茹、生姜、枳实、橘皮、茯苓、甘草组成，功能清胆和胃、除痰止呕，用以治疗胆虚痰热上扰所致的虚烦不寐、惊悸口苦等症。此方素为历代医家所推崇，遂又派生出十味温胆汤等多个名方。在此方中加入黄连、瓜蒌、天竺黄以增强清热化痰安神之功。在此基础上亦可酌情加入酸枣仁、连翘、五味子以祛痰清热、养心安神，心悸可加磁石、龙齿以助镇心宁神之效。

王立忠教授运用此方得心应手，其加减变化有出神入化之妙。其对于痰热内盛，见舌苔黄腻而脉滑者，多用柴芩温胆汤，或加天竺黄、磁石以清热涤痰、镇静安神。其对于心血虚少，舌淡脉弱者，则喜用四物温胆汤，更加合欢皮、酸枣仁养血宁神。兼有胃气不和者，王立忠教授则重用半夏，酌加秫米，有仿《黄帝内经》半夏秫米汤之意。由于辨证精确，立法稳妥，故王立忠教授用之效如桴鼓。

九、阳虚失潜与温阳镇潜法

《灵枢·邪客》曰："卫气者……昼日行于阳，夜行于阴……行于阳，不得入于阴……故目不瞑。"这段论述指明，阴精或脏气不足，均会导致寤而不寐。古今医家公认阳盛是失眠的主因，大都以阳盛扰心论治，但阳虚失眠在古代医籍中也有少量论述。《证治要诀·不寐》认为"有病后虚弱及年高人阳衰不寐"，《医效秘传·不得眠》认为"心藏神，大汗后则阳气虚，故不眠"。阳虚不能正常与阴交接，以至心神浮越，故而不寐。这些论述为阳虚失眠提供了理论依据。临床观察发现，阳虚失眠患者多为中老年人，且以男性居多，这与《黄帝内经》中提出的男子"六八，阳气衰竭于上……七八肝气衰，筋不能动，天癸竭，精少，肾脏衰，形体皆极"的生命规律相一致。在症状特点方面，阳虚水泛型患者有显著的脐下动悸、心下动悸感，抚之震手，此为水饮停聚之征；阳虚汗出型患者心悸尤甚，部分患者发作时眼前一片白光。上述症状与阳气不足、阴气独盛有明显的因果关系。

导致阳虚失眠的原因有很多，如先天禀赋不足、后天饮食失养、劳倦内伤、久病损伤阳气、年高命门火衰等。现代社会，人们的生活、工作、学习压力大，经常熬夜，或者沉溺于丰富的夜生活，睡眠得不到保障，导致阳气过度消耗；又如饮食偏嗜生冷寒凉之品，衣着追求轻薄美观，又长期处于空调环境下，体内阳气不断受到戕伐；近年来，滥用抗生素及过度使用寒凉之性的中药等所造成的阳虚证也不容忽视。

本证除以失眠为主症外，常见兼症为神疲乏力、畏寒怕冷、手足不温、烦躁不安、紧张焦虑、心悸心慌、口干喜温饮、头晕、大便溏、夜尿多、腰膝酸痛，舌脉象依次是舌淡、舌胖、舌边有齿印，苔白、苔润，脉沉、脉细、脉弱。阳虚失眠者兼见阳虚表现容易被辨识，但若由于阳虚阴盛格阳于外而出现烦躁、头晕头痛、耳鸣等症时，易被误诊为肝阳上亢之证，临证时应当仔细辨别。当失眠伴有以上临床特征，尤其是病程缠绵，应用养阴、安神、镇静之品久治但无效者，医者要考虑到阳虚失眠的可能性。

王立忠教授结合《伤寒论》中白通汤、通脉四逆汤条文，深悟"阳不入阴，阴阳失交"中还当有"阳气亏虚，阴寒内盛，格阳于上，阴阳不交"的情况，遂采取温潜浮阳、导龙入海的方法治疗。若阳不入阴多因阴血亏虚，阴虚火旺，阳气不能潜藏所致，王立忠教授常用方药有天王补心丹、酸枣仁汤、归脾汤、生脉散等。磁石、龙骨、牡蛎，乃因其有重镇安神、收敛固涩之功，故用之甚为合拍。由于阳虚型失眠多见于中老年人，王立忠教授亦喜用二仙汤加减作为治疗该证型的主要方剂，亦可采用古人之方。如潜阳丹，其出自火神派鼻祖郑钦安的《医理真传》，方由附子、砂仁、龟甲、甘草四味药组成；又如封髓丹，其源于《医宗金鉴》，方由黄柏、砂仁、甘草三味药组成。现代医家吴佩衡将两方合称为"潜阳封髓丹"，此为纳气归肾之方，其制方之意重在调和水火阴阳，正如《医理真传》所言："至平至常，至神至妙。"该方能治一切虚火上冲之证。潜阳封髓丹中附子温补肾中相火；肉桂补火助阳，引火归原；龟甲滋阴潜阳；生龙骨、生牡蛎、磁石重镇安神，固涩潜阳；黄柏苦寒，导龙入海；砂仁温脾健运，宣散中宫阴邪；甘草补中调药。全方共奏温肾潜阳、引火归原之功。服药后虚阳得补，浮阳得降，心神得宁，故失眠得解。

镇潜安神方亦可治疗本证之失眠，方药组成为制附片 9 ～ 30g（据量煎煮时间不同），炮姜 6 ～ 15g，炙甘草 5g，白术 15g，砂仁 6 ～ 12g（后下），黄柏 6 ～ 15g，生龙骨、生牡蛎各 30g（先煎），生龙齿 30g（先煎），炒酸枣仁 20g，茯神 15g，桂枝 9 ～ 15g。方中附片、炮姜、炙甘草大补元阳，温暖肾水，炮姜苦降之性较强，可增强此方的温潜作用。砂仁、黄柏、炙甘草为封髓丹组成之药，可引导上浮之阳归位。方中又加白术，配合炙甘草补土伏火，使元阳封藏，不致散失。龙骨、牡蛎、龙齿，可重镇安神、镇纳虚阳。况龙骨、牡蛎一在天为龙，一在海为介，两者同用可交通阴阳，为治失眠之佳配。桂枝合甘草、龙骨、牡蛎乃桂枝甘草龙骨牡蛎汤之意，能镇纳心阳，治疗虚烦，兼桂枝能走肌表、上焦，驱散寒邪，为元阳归位宣通道路。辅以酸枣仁益心养肝安神，茯神宁心安神、交通心肾，诸药共奏温潜浮阳、导龙入海、交通心肾之功。若患者盗汗明显，可将生龙骨、生牡蛎改为煅龙骨、煅牡蛎；若头晕、耳鸣明显，加磁石 30g（先煎）；若为顽固性失眠，伴有心烦不安，加合欢皮 15g、首乌藤 20g。

第七章 典型验案分析

一、心脾两虚型

病案 1

张某，男，29 岁，2019 年 10 月 12 日初诊。

主诉：睡眠欠佳 6 个月。

现病史：患者半年前因精神压力过大且熬夜过多而出现睡眠不佳，每夜睡眠时间不足 4 小时，多梦易醒，伴头晕、心悸健忘、食少便溏、面色少华、四肢倦怠、乏力等症状，大便溏泄，小便可，舌质淡白，苔薄白，脉细，为求诊治，遂来河南省中医院门诊就诊。刻诊：患者神志清，精神欠佳，多梦易醒，头晕心悸，面色少华，神疲乏力，四肢倦怠，食少腹胀。

中医诊断：不寐。

辨证：心脾两虚。

治法：补益心脾，养血安神。

方药：归脾汤加减。

太子参 20g，陈皮 10g，茯苓 20g，茯神 15g，当归 12g，远志 20g，酸枣仁 20g，龙眼肉 20g，白术 15g，焦山楂 15g，炒建曲 15g，炒麦芽 20g，甘草 6g。7 剂，每日 1 剂，分早晚 2 次温服。

2019 年 10 月 20 日二诊：患者自诉每晚睡眠时间增加至 4 ～ 5 小时，多梦减轻，食欲增加，面色较之前红润，心悸、腹胀、便溏等症状减轻，舌淡红，苔薄白，脉细。原方加炒莱菔子 15g，炒枳实 20g。7 剂，每日 1 剂，分早晚 2 次温服。在原方基础上加炒莱菔子、炒枳实，以理气除痞、化痰消积，气机顺则心脉畅通，腹胀自除。

2019 年 10 月 27 日三诊：患者每晚睡眠时间增加至 6 小时以上，腹胀、便溏等症状减轻，乏力仍有，舌淡红，苔薄白，脉细。将原方太子参剂量改为 30g。7 剂，每日 1 剂，分早晚 2 次温服。患者心脾两虚，故加大太子参用量以增强益气健脾之效。

2019 年 11 月 3 日四诊：患者眠可，面色红润，心悸、腹胀、便溏等症状消失，舌淡红，苔薄白，脉细。守上方继服 7 剂，以巩固治疗。

按语：患者为青年男性，平素工作压力大，精神紧张，经常熬夜，暗耗心营，久则致气血亏虚，心神失养，出现失眠。头晕心悸、面色少华、四肢倦怠为心血虚之象，食少腹胀、便溏等为脾失健运之象，结合舌淡、苔薄白、脉细，可辨为心脾两虚之证，故给予归脾汤加减应用。方用归脾汤益气补血、健脾养心，方中当归、酸枣仁、龙眼肉养血补心，太子参、白术益气补脾，茯神、远志养心安神、宁神益智，陈皮、茯苓理气祛湿来缓解大便溏泻，加入炒麦芽、炒建曲、焦山楂可助脾胃运化，消除一切食积，通过调理脾胃以防止药物滋腻碍胃。本方使气血生化有源，补益心脾，使气血充盛，心神得养，则不寐自愈。

病案 2

上某，女，43 岁，职员，2020 年 7 月 4 日初诊。

主诉：入睡困难、早醒 1 年余。

现病史：患者入睡尚可，但易早醒，多梦，神疲乏力，无明显烦躁不安，无口干苦，月经量多，纳尚可，大便干，小便可，间断服用养血安神制剂效果不佳，遂来就诊，有贫血病史。刻诊：患者神清，精神欠佳，眠后易醒、早醒，多梦，神疲乏力，面色萎黄，平素月经量多，纳尚可，大便干，小便可，舌质淡胖，苔白腻，脉沉细。

中医诊断：不寐；西医诊断：失眠。

辨证：心脾两虚。

治法：益气养血，养心安神。

方药：养心安神饮合归脾丸加减。

炒酸枣仁 30g，茯苓 15g，茯神 15g，龙骨 30g（先煎），牡蛎 30g（先煎），首乌藤 30g，合欢皮 20g，制远志 10g，当归 15g，党参 15g，黄芪 30g，熟地黄 15g，陈皮 10g，炒白术 20g。15 剂，水煎服，每日 1 剂，早晚分服。

2020 年 7 月 20 日二诊：患者服上药后，早醒、神疲乏力等症状减轻，月经稍提前，仍量大，舌质淡暗，苔白腻，脉弦细。血压（BP）为100/80mmHg。守上方，去熟地黄，加藕节炭30g、仙鹤草30g、茜草炭15g，继服7剂。后患者调整用药月余，诸症大减，末次月经量及时间均正常。

按语： 该患者以早醒、多梦、乏力、无明显焦虑和心烦为主症，有月经量大、贫血病史，辨证为心脾两虚证。患者素体操劳，劳伤心脾，气血亏耗，血不养心则见多梦易醒；脾主统血，脾虚不能摄血，则见月经量多，月经量多更加重血虚情况；脾失健运，气血不足，则见乏力，舌质淡胖，苔白腻，脉沉细。故治以益气养血、养心安神。二诊时，患者月经已至，仍量多，故加用仙鹤草补虚止血，以及藕节炭与茜草炭，以增强止血之力。

病案 3

李某，女，37岁，职员，2019年1月4日初诊。

主诉：入睡困难、多梦易醒7年，加重1年。

现病史：患者间断性失眠7年，入睡困难，多梦易醒，心理压力不大，近1年逐渐加重，能入睡4小时左右，时轻时重，纳差，乏力，胃脘胀满，多食时加重，易上火，口疮，脱发，月经提前且量多，二便可，舌质淡暗，苔白厚，脉沉细滑。

中医诊断：不寐；西医诊断：失眠。

辨证：心脾两虚。

治法：养心安神，和胃定志。

方药：养心安神饮合保和丸加减。

炒酸枣仁30g，茯苓15g，茯神15g，龙骨30g（先煎），牡蛎30g（先煎），首乌藤30g，合欢皮20g，浮小麦30g，陈皮10g，竹茹12g，炒莱菔子15g，连翘15g，麸炒枳实10g，姜厚朴12g，炒麦芽20g，炒鸡内金20g，清半夏15g，神曲15g，炒山楂15g，甘草6g，当归15g。15剂，水煎服，每日1剂，早晚分服。

2019年1月18日二诊：患者服上药后，失眠、多梦稍减，仍有口疮，胃脘胀满依存，舌质暗红，苔白，脉沉滑。守上方，加蒲公英30g，甘松10g，15剂。患者诸症大减。

按语： 患者脾胃气虚，一则聚湿生痰，痰浊内扰，心神不宁；二则气血生化无源，营血亏虚而心神失养。故患者出现失眠，证属心脾两虚。王立忠教授认为现代常见慢性内科疾病多由饮食不节、调摄无度、情志内伤等因素引起的脏腑功能失调、气血运行不畅、代谢障碍，从而导致的痰浊瘀血等壅积所致。故在治疗过程中，医者应以消壅去滞、化痰活瘀为先。健脾不如运脾，保和丸具有和胃理脾、消食祛积、化痰散结等多种功效。方中陈皮、半夏、茯苓健脾和胃化痰，炒莱菔子调气除胀，山楂、神曲消食祛积，连翘能清郁热散结，再合养心安神饮养心安神。二诊时，患者诸症稍减，但仍脘腹胀满，故配伍甘松，因其"芳香，能开脾郁……甚醒脾气"。辨证准确则从中焦治疗失眠亦可取得很好的疗效。

病案 4

马某，女，36 岁，2023 年 3 月 12 日初诊。

主诉： 失眠多梦 1 年余。

现病史： 患者 1 年前出现失眠多梦，心悸健忘，伴头晕、昏沉、倦怠乏力，平素月经量多，面色萎黄，纳食一般，大便溏，口服镇静剂后可以入睡，但停药后症状仍存在，舌淡苔薄，脉沉细无力。

中医诊断： 不寐。

辨证： 心脾两虚，心神失养。

治法： 补益心脾，养血安神。

方药： 归脾汤加减。

党参 15g，炒白术 12g，炙黄芪 15g，当归 12g，熟地黄 10g，炙远志 10g，龙眼肉 12g，炒酸枣仁 30g，柏子仁 10g，茯神 20g，首乌藤 30g，木香 5g，甘草 6g，大枣 4 枚，生姜 2 片。10 剂，水煎服，每日 1 剂。

2023 年 3 月 22 日二诊：患者失眠多梦已减轻，食欲增强，仍有倦怠乏力、便溏，将原方炒白术改为 15g，炙黄芪改为 18g，继服 15 剂后，睡眠如常，余症明显好转。后患者坚持服用归脾丸，以巩固疗效。

按语： 患者平素月经量多，而致气血不足、心神失养，故见失眠多梦、心悸健忘、头晕、昏沉等症。方中党参、白术、黄芪、甘草益气健脾，当归、熟地黄养血补血，远志、酸枣仁、柏子仁、龙眼肉、茯神、首乌藤养心安神，生姜、大枣为引，调和脾胃，木香行气，使全方补而不滞。诸药合用共使气血充足，脾胃健运，心神得养，故获宁心安神之效。患者后又以归脾丸健脾益气，养血安神，巩固疗效。

病案 5

李某，女，38 岁，2023 年 3 月 4 日初诊。

主诉：入睡困难、多梦 1 年余。

现病史：患者失眠 1 年余，夜寐难，多梦，或睡中易醒，平素月经量过多，淋漓不断，达 10 日左右方尽，面色㿠白，头晕头痛，神疲乏力，便溏，舌淡红，苔薄白，脉细弱。

中医诊断：不寐。

辨证：心脾两虚，气血亏虚，心神失养。

治法：补益心脾，养血安神。

方药：归脾汤加减。

党参 15g，炒白术 12g，炙黄芪 30g，茯神 20g，炙远志 9g，柏子仁 10g，炒酸枣仁 30g，当归 12g，龙眼肉 10g，首乌藤 30g，炙甘草 6g。共 7 剂，水煎服，每日 1 剂，每日 2 次。

2023 年 3 月 11 日二诊：患者用药后睡眠好转，能睡 4～5 小时，继上方加女贞子 12g，墨旱莲 20g，滋阴补肾，养血安神，继服 10 剂。

2023 年 3 月 21 日三诊：患者用药后，不但便溏情况显著改善，而且月经量亦较先前减少，精神好转，肢体较前有力，上方加生龙骨 30g、生牡蛎 30g，以达镇静安神之效，继以归脾汤善后，以资巩固。

按语：心主血，脾为气血生化之源，心脾亏虚，血不养心，心神失常，神不守舍而入睡困难，多梦易醒，心悸不安；月经量过多而致气血亏虚，血虚不能上荣于脑，脑失所养，故见头晕；脾气虚弱，而面色㿠白，肢体倦怠，气不摄血则月经量多、淋漓不尽。治疗宜心脾同治，重在健脾；气血并补，重在补气，意在生血。气旺而血自生，血足而心有所养。归脾汤原方去木香，防其辛燥伤阴血，而加柏子仁、女贞子、墨旱莲、首乌藤，以增强养血安神之功。诸药合用，标本兼治，效如桴鼓。

二、胃气不和型

病案 1

贾某，男，36 岁，2017 年 8 月 18 日初诊。

主诉：入睡困难、情绪低落半年余，加重半月。

现病史：患者半年前因工作紧张出现入睡困难、情绪低落、思虑过度、时惊恐出汗、胃脘部不适等症状，间断治疗，症状时轻时重，半月来上述症状加重，为求诊治，遂来河南省中医院门诊就诊。刻诊：患者神志清，精神欠佳，眠差，入睡困难，眠后易醒，头晕，面色少华，神疲乏力，胃脘不适，饭后腹胀明显，纳差，多叹息，二便可，舌暗红，苔薄白，脉弦滑。

中医诊断：不寐。

辨证：脾胃失和，肝郁不舒。

治法：疏肝健脾，和胃安神。

方药：和胃安神汤加减。

炒麦芽 20g，陈皮 10g，竹茹 12g，炒莱菔子 15g，连翘 15g，炒鸡内金 20g，太子参 12g，石菖蒲 12g，郁金 15g，制远志 10g，炒酸枣仁 30g，茯苓 15g，茯神 20g，龙骨 30g（先煎），牡蛎 30g（先煎），浮小麦 25g，百合 30g，生地黄 15g，佛手 10g，甘草 6g。共 7 剂，每日 1 剂，分早晚 2 次温服，饭后 1 小时服。

2017 年 8 月 25 日二诊：患者睡眠好转，惊恐症状、神疲乏力均减轻，胃脘仍有不适，大便干结，舌暗，苔白，脉沉弦。在初诊方基础上去太子参、制远志，改百合为 20g，加焦神曲 10g、木香 10g、砂仁 6g（后下）、海螵蛸 30g、醋延胡索 15g，7 剂。患者服用初诊方后，肝气得舒则睡眠好转，惊恐症状减轻。但患者胃部症状突出，此为脾胃失调，运化失职，而胃不和则卧不安，故加神曲、砂仁、木香养胃健脾。患者气虚症状消失，则去除补气药物，着重于养阴疏肝健脾，使患者睡眠改善。

2017 年 9 月 4 日三诊：患者睡眠好转，可酣睡数小时，惊恐减轻，但易烦躁，午后心烦，舌暗红，苔薄白，脉弦。在二诊方基础上去木香、砂仁、海螵蛸，加栀子 10g，共 7 剂。

2017 年 9 月 11 日四诊：患者失眠症状明显好转，惊恐减轻，时有右上腹不适，舌暗红，苔黑（染苔），脉弦滑，守上方继服 7 剂，以巩固治疗。

按语： 肝藏魂，主情志，喜条达，恶抑郁。若数谋不决，或情志不畅，则肝气郁结，气枢不转，欲伸则内扰神魂而致不寐。肝主疏泄，主调畅气机，喜条达而恶抑郁。患者有精神紧张史，精神压抑致肝失疏泄，肝气郁结而化火上扰心神。患者平素脾胃功能差，常有神疲乏力，胃部不适感。其脾失健运，胃失和降，中焦传导失司，运化功能失调，气血生化乏源，加之患者肝郁，而使心神不宁，从而导致失眠，日久不愈恐伤其肾。故治以疏肝安神、和胃健脾。方用和胃安神汤，和胃安神汤取自保和丸，方中麦芽、莱菔子、鸡内金可消一切食积，不用下法，不伤脾胃，陈皮、竹茹、连翘清热化痰、健脾消痞，酸枣仁、远志、茯苓、茯神安神定志，郁金、佛手疏肝解郁，太子参健脾益气不伤正，百合、生地黄滋阴清热，龙骨、牡蛎重镇安神，甘草调和诸药。诸药合用共奏安神之效。患者服药后睡眠有所改善，惊恐减轻，瘀滞肝气得以条达。患者三诊时出现烦躁，加之舌苔脉象，显示一派热象，故佐以栀子清热泻火以清心安神。

病案 2

江某，女，46 岁，2022 年 9 月 10 日初诊。

主诉：入睡困难 8 年余，加重半年余。

现病史：患者睡眠差已有 8 年之久，时轻时重，重则彻夜难眠，间断服药治疗，效果不佳，近半年来症状加重，每晚仅睡 1～3 小时，素体肥胖，平素胸闷脘痞，纳呆便溏，每食肥甘油腻则恶心欲吐。刻诊：患者神志清，精神一般，入睡困难，时觉胸闷，纳差，饭后胃胀，食肥甘油腻即恶心呕吐，嗳气，大便溏，每天 2～3 次，小便可，舌体胖大，舌质淡红，边有齿痕，苔厚腻，脉滑数。

中医诊断：不寐。

辨证：宿食停滞，胃气不和，困扰心神。

治法：芳化醒脾，和胃安神。

方药：保和丸加减。

山楂 10g，神曲 10g，莱菔子 10g，陈皮 10g，法半夏 15g，茯苓 15g，连翘 12g，豆蔻 10g，灯心草 10g，竹茹 10g。共 7 剂，水煎服，每日 1 剂，每日 2 次。

2022 年 9 月 17 日二诊：患者服药后睡眠较前好转，脘腹胀满减轻，舌体稍大，质淡红，边有齿痕，苔厚腻，脉滑数，守上方继服 10 剂。

2022 年 9 月 27 日三诊：患者服药后睡眠显著好转，可睡 5～6 小时，守上方继服 10 剂。患者服药后睡眠时间可达 6～7 小时，脘腹痞满消失，大便正常。

按语：该证多由饮食劳倦影响水谷消化吸收，使脾胃受纳、腐熟、转输、传导等功能失调而致。因脾主升，胃主降，脾胃不和则气机升降失调。脾不升运则聚湿生痰，胃气不降则痰浊之气上升而扰神明，遂生夜卧不宁及失眠之证。正如《素问·逆调论》所说："阳明者胃脉也，胃者六腑之海，其气亦下行，阳明逆不得从其道，故不得卧也，《下经》曰，胃不和则卧不安，此之谓也。"因中焦气机受阻，引起食滞不化，停积胃脘，故见脘中痞满；食滞于胃，胃失降浊，气上逆，故嗳气频频或兼有腐臭味；脾运失常，故便溏；痰浊内阻，故舌苔厚腻；食滞不化，则聚湿生痰，脉滑或数。保和丸中山楂、神曲、莱菔子均有消食作用，莱菔子兼有豁痰下气、宽胸之功，配法半夏、陈皮、茯苓和胃利湿，连翘散结清热，诸药合而用之则有和胃消食之功。方中酌加豆蔻、灯心草、竹茹，以助化湿和胃、清心安神之功。因此，对于胃不和而夜卧不安者，保和丸可谓是治其良方也。

病案 3

张某，女，41 岁，职员，2022 年 1 月 1 日初诊。

主诉：入睡困难 1 年余。

现病史：近 1 年来，患者无明显诱因出现入睡困难，多梦易醒，情绪低落，平素性急，BP 为 110/70mmHg，间断治疗，具体药物不详，曾以针灸治疗，效果仍不佳，遂来就诊。刻诊：患者神志清，精神尚可，入睡困难，多梦易醒，性情急躁，纳差，食欲降低，二便正常，月经量少，面颊有色斑，舌质暗红，苔薄白，脉细弦。

中医诊断：不寐；西医诊断：失眠。

辨证：肝郁血虚，胃气不和。

治法：养血解郁，宁心安神。

方药：养心安神饮合加味四物汤加减。

生地黄 15g，赤芍 15g，当归 10g，川芎 10g，炒酸枣仁 20g，首乌藤 30g，合欢皮 20g，茯神 15g，龙骨 30g（先煎），牡蛎 30g（先煎），紫石英 30g，陈小麦 30g，地肤子 15g，佛手 15g，醋香附 10g，木贼 10g，甘松 10g，炒山楂 15g，甘草 6g。15 剂，水煎服，每日 1 剂，早晚分服。

2022 年 1 月 20 日二诊：患者服上药后，多梦易醒、面颊色斑减轻，情绪低落有所改善，现面部有痤疮，舌质暗红，苔薄白，脉细弦，BP为118/76mmHg。守上方，去紫石英、地肤子，赤芍用量改为20g，加蒲公英15g、皂角刺10g，继服15剂。

2022年2月6日三诊：患者服上药后，病情明显好转，入睡困难改善，面颊色斑、睡时易醒均消失，月经量可，舌质暗红，苔薄白，脉细弦，BP为122/80mmHg，守上方，加丹参15g、醋郁金15g、香橼10g，继服7剂。

按语：本案系肝郁血虚、胃气不和之不寐。肝藏血，体阴而用阳，患者为中年女性，平素性急，肝气郁结，失于调达，暗耗肝血，日久则见入睡困难，多梦易醒，月经量少等血虚症状，同时血虚不能荣肝，肝气不能升发，则出现情绪低落等肝郁症状，肝郁乘脾，则胃气不和，结合其舌脉辨为肝郁血虚、胃气不和证。患者本就处于五七、六七之年，三阳脉衰于上，且血虚不能上荣于面，故出现面颊色斑。治疗的根本在于补血疏肝，肝郁得舒，肝血得补，则魂有所藏，面有所荣，诸症向愈。故选用养心安神饮、加味四物汤，以养血解郁、宁心安神达到治疗疾病的目的。

病案4

位某，男，38岁，职员，2019年4月25日初诊。

主诉：失眠间断发作3年，加重伴胸闷1年。

现病史：患者间断出现失眠，入睡困难，多梦易醒，心烦易怒，曾服中药及抗抑郁药治疗无明显改善，工作压力大，近1年来，上述症状加重，伴见胸闷，清晨出汗，大便稀，每日2次，腹胀，冬季睡觉时足热，舌暗红，苔薄白，脉沉弦。患者现常服氟伏沙明、右佐匹克隆片。刻诊：患者神志清，精神欠佳，入睡困难，多梦易醒，心烦易怒，胸闷，清晨出汗，纳差，大便稀，每日2次，小便可，腹胀，冬季睡觉时足热，舌质暗红，苔薄，脉沉弦，BP为150/90mmHg。

中医诊断：不寐，郁病；西医诊断：失眠、焦虑抑郁状态。

辨证：肝郁脾虚，脾胃失和，心神失养。

治法：疏肝养血安神，健脾和胃。

方药：养心安神饮合保和丸加减。

炒酸枣仁30g，茯苓15g，茯神15g，龙骨30g，牡蛎30g，首乌藤30g，合欢皮20g，浮小麦30g，炙远志10g，佛手10g，郁金15g，木香

10g，砂仁 10g，陈皮 10g，竹茹 12g，炒莱菔子 15g，炒麦芽 20g，甘草 6g，地骨皮 10g，麸炒白术 15g。10 剂，水煎服，每日 1 剂，早晚分服。

2019 年 5 月 6 日二诊：患者服上药后，易怒减，偶焦虑，大便可，仍需服安眠药才能入睡，仍服抗抑郁药，舌暗红，苔薄白，脉沉弦。守上方，去地骨皮，加白芍 12g，20 剂。

2019 年 6 月 5 日三诊：患者服上药后，现停服安眠药，继服氟伏沙明，睡眠改善，舌暗红，苔薄白，脉沉细，工作压力大，时多梦。守上方，继服 20 剂。

后患者继续来诊，以上方加减治疗半年余，停服抗抑郁药及安眠药，可正常睡眠，在情志波动时也可入睡。

按语：本案之失眠较为顽固，与郁病相关联。临床治疗时间比较长，易于反复，严重的患者常需要配合西药治疗。现代人生活紧张，精神压力大，精神心理疾病日趋增多，从中医方面来看，临床常见不寐、惊悸、脏躁、郁证、百合病等表现，甚至出现癫狂等较严重的神志失常表现，属于中医的情志病和神志病范畴。正常情况下，人可以控制情绪，和喜怒而安居处。正如《灵枢·平人绝谷》云："血脉和利，精神乃居。"一旦七情过于紊乱，如《灵枢·本神》云："心，怵惕思虑则伤神，神伤则恐惧自失……肝，悲哀动中则伤魂，魂伤则狂妄不精，不精则不正。"情志失调扰动气机，气血失调，痰浊内扰，脏腑精气内伤，会出现情绪紊乱，及严重的精神症状及躯体症状。治疗上多从疏肝解郁、健脾和胃、调畅肝气入手。王立忠教授常以逍遥散或保和丸加减治疗此种失眠，或加用丹参、麸炒枳实、姜厚朴、青皮、醋郁金、醋延胡索等疏肝理气活血等药物，以及党参、白术、茯苓等健脾化湿药物。该类患者由于病程时间长，常导致心脾两虚，先贤曾提出补气即养神，故加入上述药物，患者疗效肯定。

病案 5

谷某，男，31 岁，职员，2022 年 1 月 3 日初诊。

主诉：失眠伴焦虑心烦 3 个月。

现病史：患者由于工作压力大出现焦虑心烦，入睡困难，多梦易醒，喜叹息，平素畏寒，易胃胀，腹泻，小便正常，BP 为 115/78mmHg。刻诊：患者压力大焦虑心烦，入睡困难，多梦易醒，喜叹息，纳差，易胃胀，畏寒，腹泻，小便可，舌质暗红，苔薄白，脉沉弦。

中医诊断：不寐；西医诊断：失眠。

辨证：肝郁脾虚。

治法：疏肝解郁，健脾安神。

方药：柴胡疏肝散合养心安神饮、保和丸加减。

醋北柴胡 9g，白芍 12g，当归 12g，醋郁金 15g，佛手 10g，制远志 10g，甘松 10g，炒酸枣仁 20g，合欢皮 20g，茯神 15g，龙骨 30g，牡蛎 30g，紫石英 30g，陈小麦 30g，炒麦芽 20g，木香 10g，砂仁 3g，茯苓 15g，竹茹 12g，陈皮 10g，甘草 6g。15 剂，水煎服，每日 1 剂，早晚分服。

2022 年 1 月 19 日二诊：患者服上药后，多梦易醒、腹胀减，舌质红，苔薄白，脉沉弦，BP 为 120/76mmHg。守上方，去砂仁，加麸炒白术 10g、麦冬 15g，继服 15 剂。

按语：本案系肝郁脾虚证之不寐。患者为青中年男性，平素工作压力大，肝气郁结，肝血亏虚，血虚不能濡养心神，则见心烦焦虑，多梦易醒，久之阴不敛阳则入睡困难，肝郁日久，木郁乘土，则出现腹胀、腹泻等脾胃症状，而土虚则化生无源，肝血恒虚，故治疗的根本在于肝脾。宁心安神以治标，健脾和胃以开源，保和丸长于健运脾胃，化湿和中，促进气血生化，且有助于药物的吸收；疏肝解郁以除本，肝郁得舒，生化有源，心神得安，诸症遂愈。故本案选用柴胡疏肝散、养心安神饮、保和汤加减以疏肝解郁、健脾宁心安神以达到治疗疾病的目的。

病案 6

王某，男，60 岁，退休职工，2023 年 3 月 1 日初诊。

主诉：入睡困难，易醒 8 年。

现病史：患者无明显诱因出现入睡困难，多梦易醒，咽干目干，耳鸣，咳吐少量白黏痰，易上火，纳少，大便干，间断治疗，效果不佳，既往有胃下垂病史，血压 120/80mmHg。刻诊：患者神志清，精神欠佳，入睡困难，多梦易醒，咽干目干，耳鸣，咳吐少量白黏痰，易上火，纳少，大便干，小便偏黄，舌质暗红，苔白厚，脉细弦滑。

中医诊断：不寐；西医诊断：失眠。

辨证：阴虚火旺，脾胃失和。

治法：滋阴降火，平肝安神，佐以健脾和胃。

方药：知柏地黄丸合保和丸加减。

知母10g，黄柏10g，生地黄15g，牡丹皮10g，泽泻6g，茯苓15g，山茱萸12g，蝉蜕10g，枸杞子15g，菊花10g，龙骨30g（先煎），牡蛎30g（先煎），陈皮10g，清半夏12g，木香10g，炒麦芽15g，焦神曲15g，炒山楂15g，甘草6g。7剂，水煎服，每日1剂，早晚分服。

2023年3月9日二诊：患者服上药后，失眠易醒多梦症状较前减轻，咽干目干减轻，仍有耳鸣，舌质暗，苔薄白，脉弦细。守上方，加钩藤15g，继服15剂。

按语：患者年过六旬，素体操劳，肾阴不足，不能上奉于心，水火失济，心火独亢，热扰神明，因而不寐；肾阴亏虚，水不涵木，肝阳偏亢，则见耳鸣；阴虚火旺，平素易上火。正如《景岳全书·不寐》云："真阴精血不足，阴阳不交，而神有不安其室耳。"故治以滋阴降火、平肝安神，以知柏地黄丸加减。患者纳差，苔白厚，兼有脾胃不和的情况，故加用保和丸以健脾胃助运化，故能收到较好的疗效。

三、肝郁化火型

病案1

患者，女，45岁，2020年1月5日初诊。

主诉：入睡困难1年余，加重3天。

现病史：患者自诉1年前无明显诱因出现失眠，具体表现为入睡困难，多梦易醒，平素性急易怒，月经失调，经色稍暗，3天前病情加重，出现彻夜不眠、烦躁、口干、大便干结等症状，为求诊治，遂来河南省中医院门诊就诊。刻诊：患者入睡困难，彻夜不眠，眠后多梦易醒，性情急躁，口干，大便干，小便可，舌红偏暗，苔微黄，脉弦数。

中医诊断：不寐。

辨证：心肝火旺，营阴亏损。

治法：平肝潜阳，清心安神，透热养阴。

方药：柴胡加龙骨牡蛎汤加减。

柴胡24g，黄芩9g，炒酸枣仁20g，茯苓20g，合欢皮20g，龙骨30g（先煎），牡蛎30g（先煎），法半夏20g，竹叶心9g，麦冬15g，玄参9g，栀子 10g，生地黄 15g，赤芍 15g，丹参 6g，生甘草 6g。10 剂，每日 1 剂，水煎服。

2020 年 1 月 15 日二诊：患者诉服药后睡眠改善，心情较前平稳，口微渴，大便可，舌红，苔白，脉弦细。将上方龙骨、牡蛎均减为 15g，改赤芍为白芍，加入首乌藤 15g，知母 10g，金银花 9g，连翘 6g，继服 10 剂。其间，患者月经经量、色均改善，后诸症好转，续服 10 剂巩固，未再复发。

按语：患者为中年女性，年龄已近女子七七之数，脏腑逐渐虚衰，元阴暗耗，营血亏损。加之其平素性急，烦躁，则邪热偏盛，营阴更损，阳盛不得入阴，阴阳失交，则入睡困难，多梦易醒。《症因脉治》云："阳火扰动血室，则夜卧不宁矣。"心肝火盛则出现彻夜不眠，烦躁；营阴损耗则出现口干、便干；失眠日久则瘀血易生，故出现月经失调、色暗。方中柴胡与黄芩为仲景常用药对之一，二者一升一降，《本经疏证》云："黄芩协柴胡，能清气分之热。"酸枣仁养心安神补血；茯苓宁心安神；合欢皮解郁安神；龙骨与牡蛎相须为用，重镇安神。《先醒斋医学广笔记》说："治不寐以清心火为第一要义。"故方中加入栀子、竹叶心清泄心火；加入麦冬养阴清心，《本草拾遗》谓其可"去心热，止烦热"。病虽在气分，却已伤阴入营血，故方中用生地黄、玄参凉血滋阴。且叶天士认为"久病入络"，方中选用赤芍、丹参以凉血散瘀，甘草调和药性。诸药合用，平肝泻火，养心安神，清热活血，使邪热消退，阴阳调和，共奏安眠之功。二诊时，患者实证已消，虚证渐显，故治疗以滋阴透散为主。方中虽减轻平肝之力，却增强益阴之功，加入首乌藤可安神通络，《本草正义》称："但止堪供佐使之助，因是调和阴阳者，故亦有利无害。"知母泻火保阴，金银花、连翘清轻发散，引邪外透，故能效果显著。

病案 2

亢某，男，29 岁，职员，2018 年 8 月 13 日初诊。

主诉：入睡困难、头晕、心烦易怒 1 个月余。

现病史：患者入睡困难，夜间多梦，每日可睡 5 小时左右，心烦易怒，性情急躁，常对小孩发火，思虑多，喜独居，短暂头晕，纳食可，口干苦，大便偏干，舌质偏红，苔薄黄，脉弦细，BP 为 150/90mmHg。

中医诊断：不寐；西医诊断：失眠。

辨证：心肝火旺。

治法：疏肝泄热，养心安神。

方药：养心安神饮合龙胆泻肝汤加减。

炒酸枣仁 30g，茯苓 15g，首乌藤 30g，合欢皮 20g，浮小麦 30g，制远志 10g，柴胡 12g，黄芩 10g，夏枯草 15g，醋郁金 15g，莲子心 5g，生地黄 12g，盐杜仲 20g，白芍 15g，炒麦芽 20g，茯神 15g，甘草 6g。10 剂，水煎服，每日 1 剂，早晚分服。

2018 年 8 月 23 日二诊：患者服上药后，入睡困难减轻，多梦、头晕、心烦易怒有所改善，舌质偏红，苔薄白，脉沉细无力，BP 为 138/76mmHg。守上方，去莲子心，加珍珠母 30g、龙齿 20g，10 剂。患者服药后诸症大减，故改为口服解郁丸和枣仁安神胶囊。

按语： 五志过极则化火，患者由于精神刺激，脏腑阴阳气血失于平衡，出现气机郁结不畅。气机郁久则从阳化热，导致火热内生，故患者出现烦躁易怒，头晕头痛，口干口苦。肝火扰动心神，则出现入睡困难。舌质偏红、苔薄黄、脉弦细均为肝火内炽之征。故治疗上给予疏肝清热，养心安神，以龙胆泻肝汤加减疏肝清热，养心安神饮养心安神。因龙胆草过于苦寒，故王立忠教授多以夏枯草代龙胆草清泻肝火。方证相合，故患者服药后能取得很好的疗效。但该类患者还需要调畅情志，移情易性，故后续给予解郁丸和枣仁安神胶囊以巩固治疗。

病案 3

陶某，女，12 岁，郑州市人，2019 年 4 月 15 日初诊。

主诉：入睡困难 1 个月，加重 2 天。

现病史：患者为学生，因学习任务繁重，近 1 个月来晚上入睡困难，最近 2 日症状加重，伴健忘、耳鸣、急躁易怒，饮食欠佳，二便调，舌质红，苔薄白，脉弦细数。

中医诊断：不寐。

辨证：肝郁化热，伤及阴血，血不荣脑。

治法：疏肝解郁，养血安神。

方药：甘草 15g，陈小麦 30g，大枣 8 枚，生白芍 12g，酸枣仁 30g，五味子 10g，枸杞子 10g，菟丝子 15g，麦冬 10g，茯神 15g，蝉蜕 10g，夏枯草 10g，生山药 20g，生龙骨 30g，生牡蛎 30g。7 剂，每日 1 剂，水煎汁 400mL，分早晚 2 次温服。

2019 年 4 月 22 日二诊：患者服上药后，入睡困难明显好转，耳鸣、健忘、急躁易怒均有所改善，纳可，大小便正常，舌质淡红，苔薄，脉弦。守上方加郁金 10g，合欢皮 15g，炙远志 9g，节菖蒲 9g，继服 7 剂，每日 1 剂，煎取 400mL，分早晚 2 次温服。

按语：《素问·五脏生成》中提到："人卧血归于肝。"另外，肝藏魂，开窍于目，这都说明肝与睡眠密切相关，故失眠可从肝论治。患者学习压力大，不善倾诉，而致肝气抑郁，肝胆郁热扰心，心失所养，故入睡困难；心烦失眠，故急躁易怒；火盛伤阴，肝病及肾，子病及母而致肾阴虚，因肾开窍于耳，主骨生髓，故耳鸣、健忘。"肝苦急，急食甘以缓之"，故方中以甘草、大枣、小麦缓肝急；用生白芍、酸枣仁、五味子以酸敛柔肝阴；用枸杞子、菟丝子以补肾；用麦冬、蝉蜕、夏枯草、茯神以滋阴除热安神；用龙骨、牡蛎重镇安神；用生山药固护脾胃之气。药证合拍，初诊后患者症状大减。效不更方，二诊加郁金、合欢皮、炙远志、节菖蒲以解郁开窍安神善其后。

病案 4

彭某，女，50 岁，农民，郑州市人，2019 年 11 月 6 日初诊。

主诉：入睡困难、多梦易醒 1 年余，加重半月。

现病史：患者 1 年前无诱因出现入睡困难，易醒，梦多，情绪易怒，胁肋部偶有疼痛，服用百乐眠胶囊和地西泮效果均不佳。刻诊：患者半月前因家务事生气后入睡困难、易醒等症状加重，醒后难以入睡，辗转难眠，情绪易怒，胁肋胀痛，平素多叹息，纳食可，二便调，舌质红，苔薄黄，脉弦细而滑。

中医诊断：不寐。

辨证：肝郁化热。

治法：疏肝解郁，清心安神。

方药：丹栀逍遥散合黄连温胆汤加减。

柴胡 12g，黄芩 10g，生白芍 15g，牡丹皮 12g，栀子 10g，茯苓 20g，

竹茹 10g，虎杖 12g，淡豆豉 10g，川楝子 12g，夏枯草 15g，黄连 6g，龙齿 20g，炒酸枣仁 30g，陈皮 10g，法半夏 12g，生龙骨 30g（先煎），生牡蛎 30g（先煎），甘草 8g。10 剂，水煎服，每日 1 剂，分 2 次服用。嘱其忌食辛辣油腻之品，调摄情志。

2019 年 1 月 20 日二诊：患者服上方 10 剂后，失眠好转，但诉腰部疼痛，舌淡红，苔黄厚腻，脉弦细而滑。守上方加桑寄生 30g，土鳖虫 8g，继服 10 剂。

按语： 不寐多为情志所伤、饮食不节、劳逸失调、久病体虚等因素引起的脏腑功能紊乱、气血失和、阴阳失调、阳不入阴所致。患者半月前因情志不遂，暴怒伤肝，肝气郁结，郁而化火，邪火扰动心神，心神不安而出现不寐加重。故法以疏肝解郁、清心安神，方用丹栀逍遥散合黄连温胆汤加减。方中柴胡、黄芩、生白芍、牡丹皮、栀子、茯苓，疏肝解郁、清热凉血；黄连、陈皮、法半夏、茯苓、竹茹清热化痰除烦；川楝子疏肝行气止痛；龙齿、龙骨、牡蛎清热镇惊安神；酸枣仁养心安神。全方疏肝解郁、清心安神，切中病机，故患者的症状可明显减轻。复诊时，患者失眠好转，但诉腰部疼痛，故守上方加桑寄生、土鳖虫以达到补肝肾、强筋骨、活血通络止痛之功，则诸症可愈。

病案 5

孙某，女，60 岁，退休，郑州市人，2023 年 3 月 13 日初诊。

主诉： 入睡困难 1 周。

现病史： 患者 1 周前因情志不遂而心烦不宁，坐立不安，整夜不能入寐，白昼则体肤作痛，甚则皮肉𥆧动，遂来诊。刻诊：患者心烦不宁，坐立不安，整夜不能入寐，胸胁苦满、口苦、头眩、周身乏力，小便涩赤，大便干结，舌红，苔白腻，脉弦数。

中医诊断： 不寐。

辨证： 肝郁化火。

治法： 清肝泻火安神。

方药： 温胆汤合小柴胡汤加减。

柴胡 18g，黄芩 10g，半夏 20g，栀子 10g，陈皮 10g，竹茹 20g，枳实 10g，炙甘草 10g，党参 10g，龙骨 30g，牡蛎 30g，生姜 8g，天竺黄

12g，淡豆豉10g，大枣12枚。7剂，每日1剂，水煎服，每日2次。嘱其调畅情志。

2023年3月20日二诊：患者服上方7剂后，心烦、口苦、头眩等症减轻，每夜能睡4小时，唯觉皮肤热痛，二便少，舌苔薄黄，脉弦数。继用上方7剂，每日1剂，水煎服，每日2次。

2023年3月27日三诊：患者服上方7剂后，自述心情舒畅，夜寐好转，舌苔白，脉沉。续用上方7剂后痊愈。

按语：《灵枢·营卫生会》云："气至阳而起，至阴而止"，"夜半而大会，万民皆卧，命曰合阴"。此言人之寤寐与营卫气血阴阳的循环转运有关。阳入于阴则寐，阳出于阴则寤。今之治不寐一证，多从心神论治，鲜从气机运转角度考虑。殊不知少阳为营卫气血阴阳运转之枢纽，喜条达，恶抑郁。若情志抑郁不遂，使少阳枢机不利，气机不达，则阳不入阴而导致不寐。可伴有口苦、头眩、胸胁痞满、脉弦等肝胆气机不利的症状。又因气郁日久，必化火伤阴，炼津成痰，痰火上扰心胸，而使不寐加重，烦躁不宁。本案出现肌肤疼痛、瞤动，乃气火交阻，痰热内扰，有动风之象，治疗宗"火郁发之""木郁达之"之原则，以疏肝开郁为大法，兼以清火化痰，安神为佐。本方由小柴胡汤、温胆汤两方加减而成，用小柴胡汤以疏利肝胆气机，温胆汤而化痰安神。俾枢转气活，热退痰化，则一身之气机通利，营卫气血相贯如环，阳入于阴，神敛于心肝，则人自寐也。

病案6

刘某，女，43岁，职员，新密市人，2023年4月1日初诊。

主诉：入睡困难3年余，加重10余天。

现病史：约3年前，患者因工作失意出现心情焦虑，平素每日睡眠时间不足4小时，曾多方求医，反复服用地西泮，效果欠佳。近10天，患者症状加重，甚则彻夜难眠，服用地西泮亦难入眠，遂来就诊。刻诊：患者入睡困难，乏力，心烦易怒，头晕头胀，目赤耳鸣，口干而苦，不思饮食，便秘溲赤，舌红苔黄，脉弦而数。

中医诊断：不寐。

辨证：肝郁化火。

治法：清肝泻火安神。

方药：龙胆泻肝汤加减。

黄芩 10g，栀子 10g，龙胆草 6g，当归 10g，柴胡 10g，泽泻 10g，车前子 10g，生龙骨 20g（先煎），生牡蛎 20g（先煎），合欢皮 30g，首乌藤 30g。7 剂，每日 1 剂，水煎服，每日 2 次。嘱其调畅情志。

2023 年 4 月 8 日二诊：患者服上方 7 剂后，精神好转，可入睡，睡后易醒，醒后难以入睡，每日睡 3～4 小时，乏力、口干口苦减轻，大便干结，舌红苔黄，脉弦而数。守上方再加酸枣仁、柏子仁各 15g，继服 7 剂，每日 1 剂，水煎服，每日 2 次。

2023 年 4 月 15 日三诊：患者情绪佳，易入睡，睡后易醒，醒后易再入睡，头晕胀痛、口干口苦、目赤耳鸣症状明显缓解，睡眠时间延长至每天 6 小时，饮食较前增多，大便干结症状减轻，舌脉同前。继服 7 剂以巩固疗效。

按语：前贤曾曰："若论不寐者，非皆因于火，而多因于火也。"肝主疏泄，性喜条达而恶抑郁，中年妇女，易情绪抑郁，导致肝气郁滞。患者长期睡眠不足，屡次服用安眠药无效，多因情绪不佳，肝气郁结日久化火所致。五志过极化火，患者烦闷日久，则肝火更盛。《灵枢·邪客》载："今厥气客于五脏六腑，则卫气独卫其外，行于阳，不得入于阴。行于阳则阳气盛，阳气盛则阳跷陷，不得入于阴，阴虚，故目不瞑。"肝主升发，肝火旺盛，气机冲上，阳气太过，则不得入阴，故入睡困难，甚则彻夜难眠。治疗失眠的关键在于引阳入阴，"阳气日行于外则动而不寐，夜归于阴则静而寐"，故根据患者病证特点用龙胆泻肝汤泻其肝火，引阳下行，使其阴阳调和，正如《黄帝内经》所言"阴平阳秘，精神乃治"。

病案 7

曾某，男，38 岁，职员，郑州市人，2023 年 3 月 20 日初诊。

主诉：入睡困难 1 周。

现病史：1 周前患者因其妻病故，出现昼夜不寐，服用镇静药物可睡 3～4 小时，不用则彻夜难眠，遂来河南省中医院门诊就诊。刻诊：患者昼夜不寐，烦躁不安，口苦口渴，咽干口燥，面红目赤，右胁疼痛，饮食大减，大便秘结，尿黄，舌质红，舌苔黄燥，脉弦数。

中医诊断：不寐。

辨证：肝郁化火。

治法：清肝泻火，宁心安神。

方药：龙胆泻肝汤加减。

龙胆草 8g，炒山栀 12g，柴胡 12g，黄芩 8g，夏枯草 30g，天花粉 20g，生地黄 15g，当归 10g，泽泻 10g，车前子 10g，木通 6g，生甘草 10g。3 剂，每日 1 剂，水煎服，每日 2 次。嘱其调畅情志。

2023 年 3 月 23 日二诊：患者服上方 3 剂后，诸症减轻。患者续用上方 3 剂后痊愈。

按语：本例患者因妻病故，情志抑郁，以致肝郁化火，扰乱心神。肝火上炎，故患者 7 天昼夜不寐，烦躁口渴，面红目赤，右胁疼痛。舌质红、舌苔黄燥、脉弦数均为肝火上炎之象。故用龙胆泻肝汤清肝胆之火，夏枯草重用 30g 以增强清肝泻肝之力，天花粉生津止渴，合生地黄清热凉血、滋阴除烦。诸药合用，肝火得泄，津液滋生，肝魂得安，故能获效。

病案 8

黄某，男，57 岁，职员，石家庄市人，2023 年 5 月 2 日初诊。

主诉：入睡困难 5 年。

现病史：5 年前患者无明显诱因出现夜间难以入睡，梦多，易醒，间断口服地西泮，近期口服地西泮后睡眠无明显改善，遂来就诊。刻诊：患者入睡困难，梦多，易醒，伴有头晕头胀，目赤耳鸣，口干而苦，纳食差，小便短赤，大便干结每日 1 次，舌质暗红，苔黄燥，脉弦细滑略数。

中医诊断：不寐。

辨证：肝郁化火。

治法：清肝泻火，镇心安神。

方药：龙胆泻肝汤加减。

龙胆草 5g，黄芩 10g，栀子 10g，泽泻 10g，木通 5g，车前子 10g，当归 5g，生地黄 20g，柴胡 10g，龙骨 30g，牡蛎 30，生甘草 5g。7 剂，每日 1 剂，水煎服，每日 2 次。嘱其调畅情志。

2023 年 5 月 9 日二诊：患者服用 7 剂后，症状好转，续用上方 7 剂，巩固治疗。

按语：《灵枢·邪客》载："今厥气客于五脏六腑，则卫气独卫其外，行于阳，不得入于阴。行于阳则阳气盛，阳气盛则阳跃陷，不得入于阴，阴虚，故目不瞑。"龙胆泻肝汤用药多为苦寒，主要用于清泻肝胆实火，清利肝经湿热，使用此方应以口苦溺赤、舌红苔黄、脉弦数有力为辨证要点。该患者因为肝郁化火，从而出现夜间难以入睡，梦多，易醒，伴有头晕头胀，目赤耳鸣，口干而苦，小便短赤，大便干结，纳差，舌红苔黄，脉弦数，这些都是一派热象，治疗方法应以清肝泻火、镇心安神为主，故方用龙胆泻肝汤。方中龙胆草大苦大寒，既能清利肝胆实火，又能清利肝经湿热，故为君药。黄芩、栀子，苦寒泻火、燥湿清热，共为臣药。泽泻、木通、车前子，渗湿泄热、导热下行；实火所伤，多为阴血，当归、生地黄养血滋阴，邪去而不伤阴血；龙骨、牡蛎镇静安神。以上诸药共为佐药。柴胡疏肝经之气，引诸药归肝经；甘草调和诸药。二者共为佐使药。

病案9

邓某，女，26岁，职员，郑州市人，2023年3月21日初诊。

主诉：入睡困难半月，加重2天。

现病史：患者半月前无明显诱因出现入睡困难，未口服药物治疗，近2天彻夜不寐，烦躁不安，急躁易怒，口干苦而黏，遂来求诊于王立忠教授。刻诊：患者神志清，精神差，整夜不寐，口苦，纳食差，食后胃脘胀满，性情急躁，喜叹息，小便不利，舌暗苔黄腻，脉弦细数。

中医诊断：不寐。

辨证：肝郁化火。

治法：清肝泻火，镇心安神。

方药：龙胆泻肝汤加减。

龙胆草6g，炒栀子10g，黄芩10g，柴胡10g，生地黄10g，当归10g，小通草10g，车前子10g，泽泻10g，酸枣仁30g，茯苓15g，茯神15g，川芎10g，知母10g，首乌藤30g，龙骨30g，牡蛎30g，党参15g。7剂，每日1剂，水煎服，每日2次。嘱其调畅情志。

2023年4月1日二诊：患者睡眠好转，每晚可睡5小时，口苦变为发酸，舌质暗红，苔黄稍腻，脉弦细数。在上方基础上去柴胡、通草、龙胆草、车前子、知母，加黄连5g、黄柏10g、夏枯草15g。患者续用7

后痊愈。

按语：很多人在生活中都可能会出现入睡困难，但只有这种状态持续2周甚至更长时间，才能称得上是一种病理状态，也就是失眠。通常来说，失眠的患者服用安眠药能够诱导其进入长时间的睡眠状态，但这种过程毕竟和自然入睡不同，会带来种种不良反应。中医的辨证论治能够对失眠有明显的改善作用。龙胆泻肝汤是经典验方，被广泛运用于内科、外科、妇科、儿科等。该方出自《医方集解》，临床上多用于治疗各种症状属于肝胆火盛的患者。本案患者以失眠为主症，同时兼有口干、口苦，结合舌脉，可见其所患疾病是典型的肝胆实火扰动心神的不寐。根据患者症状在龙胆泻肝汤基础上加入龙骨、牡蛎镇惊安神，加入酸枣仁、茯苓、茯神、党参益气养血助眠，加入川芎、知母，养血活血、清热除烦，诸药合用，共奏清泻肝火、养血安神之功。二诊时，在初诊方基础上加用黄连、黄柏、夏枯草以加强清泻肝火之功，以助安神之力，故获效显著。

病案 10

张某，男，50岁，职员，南阳市人，2023年6月14日初诊。

主诉： 入睡困难半年。

现病史： 约半年前患者因工作压力过大开始出现入睡困难，寐则做梦、早醒、易醒，平均一个晚上睡眠时间为3～4小时，心烦不安，口干口苦，胃脘部不适，遂求诊于王立忠教授。刻诊：患者入睡困难，伴随烦躁，难以入睡，入睡后梦多、易醒，口干口苦，容易口臭，精神尚可，胃纳一般，大便偏干，小便正常，舌淡红、舌尖红，舌苔黄腻，脉滑数。

中医诊断： 不寐。

辨证： 肝郁化火。

治法： 清肝泻火，宁心安神。

方药： 龙胆泻肝汤加减。

龙胆草10g，柴胡10g，黄芩10g，栀子10g，泽泻10g，通草10g，车前子15g，地黄15g，炙甘草5g，鸡内金10g，淡竹叶10g，麦冬10g。7剂，每日1剂，水煎服，每日2次。嘱其调畅情志。

2023年6月25日二诊：患者诉心烦好转，口臭改善，睡眠时间稍有延长，大便溏，舌脉变化不大。在初诊方基础上去地黄。患者继服7剂，每日1剂，水煎服，每日2次。

2023年7月8日三诊：患者夜间睡眠时间可延长至5～6小时，但仍梦多，心烦、口臭、口干口苦有好转，舌淡红、舌尖偏红，舌苔薄黄腻，脉滑。在二诊方基础上去通草，加远志6g，石菖蒲6g。患者继服7剂，每日1剂，水煎服，每日2次。

2023年7月16日四诊：患者诉睡眠尚可，精神佳，心烦、口臭等不适缓解，继服7剂以巩固治疗。

按语：患者半年前因工作压力过大开始出现失眠，其是由于精神原因引起肝气郁结，从而肝郁化火，肝火偏盛，阳不入阴，阴不制阳，则出现失眠现象。此医案中，患者肝郁化火情况明显，故使用龙胆泻肝汤加减治疗。龙胆泻肝汤出自《医方集解》，有清肝利胆、利湿热作用，方中当归相对燥热，故去当归。患者有肝火扰心出现的烦躁等现象，故加淡竹叶、麦冬清心火。患者容易口臭，可能是脾胃运化失调，故加鸡内金以助消化。二诊时，患者出现溏便是火邪湿毒外排的表现，但为避免患者大便进一步溏稀，则去地黄。三诊时，患者情况好转，梦多，则加入远志、石菖蒲豁痰开窍安神。

四、心肾不交型

病案1

任某，男，职员，36岁，郑州市人，2023年3月4日初诊。

主诉：入睡困难、头昏痛10余年。

现病史：患者10年前因家庭变故出现入睡困难，睡后易醒，甚至通宵不寐，口服右佐匹克隆后，可睡2～3小时，间断治疗，效果不佳，病情时轻时重，为求系统诊治，遂来就诊。刻诊：患者入睡困难，睡后易醒，口舌生疮，头昏痛，口渴多饮，舌质红，苔少，脉细数。

中医诊断：不寐。

辨证：心肾不交。

治法：滋阴降火，交通心肾。

方药：黄连阿胶汤合交泰丸加减。

龟甲25g（先煎），牡蛎20g（先煎），枸杞子12g，生地黄12g，酸枣仁12g，肉桂1g（后下），川黄连3g，川芎3g，天麻6g。7剂，水煎服，每日 1 剂，分早晚 2 次温服。

2023 年 3 月 15 日二诊：患者夜寐好转，通宵不寐之象消除。

按语：患者失眠时间较长，失眠程度较重。根据其口舌经常生疮、头昏痛、口渴多饮、舌质红、少苔、脉细数等表现，辨证为心肾不交，肾阴不足，不能上济于心，心火亢盛，不能下交于肾。治疗从滋阴降火潜阳、交通心肾入手。处方为黄连阿胶汤合交泰丸加减，药用天麻平肝潜阳，龟甲、牡蛎、枸杞子、生地黄育阴潜阳，川芎上引头目，酸枣仁养心安神。黄连配肉桂为交泰丸，以清泻心火，引火归原，交通心肾。

病案 2

王某，男，35 岁，公务员，郑州市人，2023 年 3 月 14 日初诊。

主诉：入睡困难 2 年，加重 1 个月。

现病史：患者 2 年前因工作压力过大出现入睡困难，晚上 10 点睡下，至凌晨两三点才能入睡，入睡后还多梦易醒，1 个月前与家人发生争吵后入睡困难加重，遂来就诊。刻诊：患者晨起头晕、腰酸、乏力，心烦急躁，口干口苦，纳差，小便正常，大便有时候发干，舌质暗红，苔薄白，脉弦滑。

中医诊断：不寐。

辨证：心肾不交。

治法：滋阴降火，交通心肾，理气健脾。

方药：黄连阿胶汤合交泰丸、温胆汤加减。

太子参 12g，生白术 15g，厚朴 12g，茯苓 20g，炒谷芽 15g，炒麦芽 15g，胆南星 8g，肉桂 3g，黄连 5g，首乌藤 20g，鸡子黄 1 个，阿胶 10g（烊化），黄芩 10g，赤芍 10g，炒枳实 12g。7 剂，水煎服，每日 1 剂，分早晚 2 次温服。

2023 年 3 月 24 日二诊：患者服药后，睡眠质量明显改善，可在 12 点以前入睡，便秘、心烦症状减轻。患者继用上方 7 剂，每日 1 剂，水煎服，每日 2 次。

2023 年 3 月 30 日三诊：患者病情明显好转，入睡较易，可睡 5～6 小时，无明显头晕、腰酸、乏力、口干苦等症状，二便正常，基本痊愈。

按语：心属上焦，在五行为火，心气当下通于肾，心火当下交于肾，以资助肾阳温煦肾阴，使肾水不寒；肾属下焦，在五行为水，肾水当上济于心，使心火不亢。心肾不交，水火不济则发为失眠。患者出现心烦急躁、口干口苦、顽固性失眠多梦，可见其上焦有热，心火扰动心神；食欲不佳，脉滑，可见其中焦脾胃虚弱；腰膝酸软乏力，便干，可见其肾水不足，肾阴亏损。患者本质上属于心肾不交。肾阴不足，不能上济心阴，导致心阴不足，心火扰神。治疗上当以清心火、补肾阴、健脾胃为治疗原则。本案用黄连阿胶汤合交泰丸、温胆汤加减治疗，方中阿胶、鸡子黄，滋补肾阴；肉桂，温肾阳，阳中求阴，鼓舞肾水往上走，接济心阴，解决下焦问题；黄连、黄芩、赤芍、胆南星，清热去火，治心火偏亢；首乌藤，养心安神；太子参、白术、茯苓，健脾益气；厚朴、炒枳实，理气；炒谷芽、炒麦芽，增进食欲。三方合用共奏滋阴降火、交通心肾、理气健脾之功。

病案 3

叶某，女，47岁，职员，郑州市人，2023年5月2日初诊。

主诉：入睡困难、多梦易醒3年，加重1个月。

现病史：患者于3年前因家庭原因开始出现失眠，并逐渐加重，长期依赖服用佐匹克隆片（每片7.5mg）入睡，每晚服1片即能入睡。1个月前，患者与人争吵后失眠症状加重，现在每晚服2片也难以入睡，因担心服佐匹克隆片成瘾，遂来就诊。刻诊：患者入睡困难，每晚睡眠时间至多3～4小时，眠浅，醒后难以入睡，梦多，有时整夜不能入睡，精神不振，口舌干燥，心烦心悸，五心烦热，舌红少苔，脉象细数。

中医诊断：不寐。

辨证：心肾不交。

治法：滋阴降火，宁心安神。

方药：天王补心丹合黄连阿胶汤加减。

黄连10g，阿胶10g（烊化），麦冬30g，百合20g，酸枣仁30g，炙远志10g，首乌藤20g，合欢皮30g，生龙骨30g，柏子仁15g，灵芝20g，刺五加30g。7剂，每日1剂，水煎服，于晚饭前及睡前各服1次，并嘱其停服佐匹克隆片。

2023年5月9日二诊：患者诉其服上方后入睡时间缩短到半小时左右，

每晚至少能够睡 6～7 小时，睡眠质量提高，口舌干燥、心烦心悸、五心烦热等症消失，精神转佳，舌质淡红，舌苔薄白，脉细略数。患者继用原方，服 7 剂，每日 1 剂水煎服，每日 2 次，嘱其忌食辛辣刺激油腻之品，调摄情志。患者继续服用 7 剂后痊愈。

按语：心藏神，心肾阴虚，阴虚火旺，虚火扰心，心神不宁，神不守舍，故见失眠、心烦、心悸；心肾阴虚，阴虚火旺，虚火内扰，故见五心烦热；心开窍于舌，舌为心之苗，心肾阴虚，阴液不能上濡心窍，故见口舌干燥。本例患者证属心肾不交、虚火扰心，治拟滋阴降火、交通心肾，方用天王补心丹合黄连阿胶汤加减。《素问·阴阳应象大论》说"阴静阳躁"，阴虚火旺，是为阳躁，躁则不寐，故药用黄连清心降火，使心气下交于肾；阿胶、麦冬、百合等滋补心肾，滋阴降火；酸枣仁、炙远志、首乌藤、合欢皮、生龙骨、柏子仁等滋养心血，宁心安神；灵芝、刺五加等益气安神。诸药合用，共奏滋阴降火、宁心安神之功。

病案 4

梁某，男，38 岁，职员，郑州市人，2023 年 6 月 7 日初诊。

主诉：入睡困难、多梦易醒半年余。

现病史：患者近半年出现失眠，每晚服安眠药只能睡 2～3 小时，且似睡非睡，多方求诊，疗效不佳，遂来就诊。刻诊：患者难入睡，经常彻夜不眠，多梦易醒，夜尿频，白天烦躁，心慌心悸，胸闷，咽干痛，头晕头痛，腰酸痛，精神萎靡，血压高，舌淡紫，苔薄白，脉左寸数，不任重按，左尺脉弱。

中医诊断：不寐。

辨证：心肾不交。

治法：温补下元，引火归原。

方药：济生肾气丸加减。

熟地黄 15g，山茱萸 30g，肉桂 6g（后下），炮附子 10g（先煎），怀山药 20g，五味子 6g，生龙骨 30g（先煎），生牡蛎 30g（先煎），茯苓 12g，泽泻 10g，牡丹皮 10g，怀牛膝 9g。7 剂，水煎服，每日 1 剂，分早晚温服。

2023 年 6 月 14 日二诊：患者服上方后每夜能睡 5～6 小时，烦躁、心慌、咽痛、头晕头痛缓解。以其尺脉尚弱，故于上方加巴戟天 10g，肉苁蓉 10g。患者再服 7 剂。嘱其逐渐减少安眠药的服用。

2023 年 6 月 20 日三诊：患者停服安眠药后，每夜能睡 5～6 小时，自测血压基本正常，继服六味地黄丸 3 个月善后。后随访睡眠、血压正常。

按语：足少阴肾经，从足入腹，穿膈过肺，循喉咙夹舌本；其支者，从肺出，络心，注胸中。在生理情况下，心火下交于肾，助肾阳以温暖肾水，使肾水不寒。肾水就是肾阴，上奉于心，助心阴以制约心火，使心火不亢，这就叫心肾相交，水火既济。火水未济，心肾不交，阳不入阴就会导致不寐。该患者虽咽痛心烦、寸脉数，但寸脉不任重按且尺弱，此为下元阳虚阴盛，虚阳上浮，故予济生肾气丸以引火归原。此火不可水灭，不可直折，必以热药引火归原。阳气虚且浮，阳不能入阴，在治疗上既要温阳又要收潜阳气，故在济生肾气丸的基础上加龙骨、牡蛎以潜阳，则阳得以入阴。

病案 5

徐某，男，45 岁，职员，郑州市人，2023 年 10 月 26 日初诊。

主诉：反复失眠 10 年，加重 1 个月。

现病史：患者自诉从事餐饮工作，每天下班时间很晚，以至于睡眠时间短，年轻时虽然睡眠不足，但是不影响正常上班。近 1 个月以来，患者彻夜不眠，曾就诊于外院失眠门诊，外院予其劳拉西泮、奥氮平等药口服，患者睡眠虽有改善，但自觉白天头昏昏沉沉，反应慢，无法正常工作，遂来河南省中医院就诊。患者近期体检发现有肺部结节、胆囊结石、脂肪肝、颈椎病等病。刻诊：患者每夜睡眠时间较短，易醒，醒后不能入睡，全身酸痛，纳可，大便时干时溏，小便正常，夜尿 1～2 次，舌红，苔厚腻，脉弦。

中医诊断：不寐。

辨证：心肾不交。

治法：交通心肾。

方药：酸枣仁汤合交泰丸加减。

酸枣仁 15g，川芎 10g，知母 10g，茯神 15g，炙甘草 5g，黄连 7g，肉桂 5g，首乌藤 20g，合欢花 10g，徐长卿 15g，延胡索 15g，远志 10g，炒薏苡仁 30g。7 剂，每日 1 剂，水煎服，早饭后、睡前 1 小时服。

2023 年 11 月 2 日二诊：近 1 周以来，患者睡眠好转，复诊前一夜自停西药后也可入睡，但是睡眠时间仍较短，夜尿 1～2 次，纳可，大便正常，舌红，苔厚，脉弦。守原方去炒薏苡仁，加佩兰 10g，炒山药 20g。7 剂，煎服法同前。

2023 年 11 月 9 日三诊：患者近 1 周停助眠药，睡眠较前好转，睡眠时间仍较短，头昏好转，纳可，便调，舌尖红，苔薄，脉弦。守初诊方去炒薏苡仁，加灵芝片 15g，淡竹叶 10g。7 剂，煎服法同前。

2023 年 11 月 16 日四诊：患者近 1 周仍停助眠药，睡眠较前好转，睡眠时间仍较短，纳可，便调，舌尖红，苔薄，脉弦。守三诊方去淡竹叶 10g。7 剂，煎服法同前。停服中药 2 个月后随访，患者诉睡眠状态尚可。

按语： 不寐之证，起因多且难治，疗效反复而病情多变。《素问·逆调论》云："胃不和则卧不安。"中医认为"阳不入阴，阴阳失调"是不寐的主要原因。治应平调阴阳，以期"阴平阳秘，精神乃治"。选方为酸枣仁汤合交泰丸。酸枣仁汤见于《金匮要略·血痹虚劳病脉证并治》，方中酸枣仁滋补肝阴，川芎调血养心，知母清热除烦，茯苓补脾安神，炙甘草既补虚又可调和诸药。不寐日久而不治，则肾水不济心火，心火又不能温煦肾水，以致心肾不交，阴阳失乖，则不寐愈重。交泰丸载于《韩氏医通》，方药组成为黄连、肉桂。其中黄连清心火，肉桂温肾水，使水火既济则阴平阳秘。首乌藤与合欢花是治疗失眠的常用药对，首乌藤补阴血而通经络，合欢树叶，日开夜合，恰似人之寤寐，合欢花功能安神养心。徐长卿、延胡索亦为常用药对，有安神助眠之功。远志一药，补益心脾、安神，炒薏苡仁健脾化湿，以祛痰湿之证。后复诊时随证加灵芝宁心安神、淡竹叶清心除烦以助眠。

病案 6

程某，女，65 岁，郑州市人，2023 年 9 月 4 日初诊。

主诉： 反复入睡困难 30 年余，加重伴左耳耳鸣 24 年。

现病史： 患者于 30 余年前因工作压力大出现入睡困难，入眠后易醒，醒后可复寐。1999 年 2 月，患者因月经量多，于闽侯县医院检查时发现子宫肌瘤，后行子宫及附件切除术，术后出现左耳耳鸣，声如蝉鸣，入夜尤甚，致使入睡困难进一步加重，睡眠质量差，每于凌晨 1～3 时醒，后难复寐，遂来就诊。刻诊：患者入睡困难，睡后易醒，寐而多梦，每于凌晨 1～3 时醒，耳鸣，心烦，腹部畏寒，畏寒食，反酸，舌尖红，苔薄黄，脉弦。

既往史：1999 年，患者于医院检查时发现子宫肌瘤，同年行子宫、输卵管、卵巢切除术；自述既往体检未见明显异常，规律检测血压、血糖，未见明显异常；末次月经时间为 1999 年 2 月。

中医诊断：不寐。

辨证：心肾不交。

治法：交通心肾。

方药：封髓丹加减。

黄柏 10g，炙甘草 6g，砂仁 6g（后下），熟地黄 30g，怀山药 20g，枇杷叶 15g，磁石 15g（先煎），神曲 12 g，柴胡 10g，白芍 10g，黄精 15g。7 剂，水煎服，每日 1 剂，早晚饭后温服。嘱患者忌食生冷油腻、辛辣刺激食物。

2023 年 9 月 13 日二诊：患者在用药后症状改善，入寐后不易惊醒，体格检查显示神清、舌尖红、苔薄白、脉弦细。效不更方，根据患者四诊变化，在前方的基础上加用桑椹 12g 以滋阴养血。7 剂，每日 1 剂，早晚饭后温服。

2023 年 9 月 20 日三诊：患者睡眠情况改善，近日牙龈肿胀痛，大便正常，小便不畅。追问病史，患者近日因家中事务劳顿，较晚就寝，体格检查显示神清、舌尖红、苔黄黏厚、脉弦细。效不更方，根据患者四诊变化，在前方的基础上加用蜂房 10g 以攻毒消肿，加入骨碎补 10g 以活血益肾。诊后 1 月，电话随访，患者诉可正常入眠，寐而易醒症状明显改善，疗效较为满意。

按语： 该患者在出现失眠症状后，又行子宫及附件切除术，后更进一步出现耳鸣症状，睡眠质量进一步下降，存在心烦、腹部畏寒、畏寒食、反酸等症状。因此，综合四诊信息及刻下症、既往史，其可被诊断为心肾不交证。封髓丹有泻补同施，引气归原之妙，用于以心肾不交、上盛下虚为主的多种病证，每有验效。案例中投以封髓丹，上、中、下并补，更需加熟地黄、黄精等填补肾精，怀山药、神曲顾护脾胃，加之柴胡、白芍疏肝解郁，养阴柔肝，枇杷叶、磁石清热和胃，病方相应，取效迅速。因病久易复，取效后需加以巩固。用药治疗上以封髓丹作为主方，其中，砂仁之辛和甘草之甘，辛甘能够化阳；黄柏之苦和甘草之甘，苦甘能够化阴。诸药合用，功在降心火，益肾水，调脾胃，疏肝郁，以使阳浮得收，阴亏得补，阴阳化合，交会中宫则水火既济，夜寐乃安。

病案 7

石某，女，49 岁，2010 年 10 月 21 日就诊。

主诉：入睡困难、睡后易惊醒 12 年，加重 3 年。

现病史：患者自诉 12 年前因夫妻不睦而至入睡困难，睡后易惊醒不敢独处，近因孩子辍学操心不止，失眠加重，先后服用血府逐瘀汤、安神定志汤、酸枣仁汤、朱砂安神汤，以及针灸治疗，效果不佳，今求王立忠老师诊治。刻诊：患者入睡困难，睡而易醒，且惊恐不安，白天黑夜均不敢独处一室，喜人多，大便干结，小便可，纳可，形体偏中，舌红少苔，脉弦细滑，舌质暗。

中医诊断：不寐。

辨证：心肾阴虚，神不得安，阴虚不得敛阳，阳不入阴则不寐。

治法：滋阴润燥，镇心安神。

方药：甘麦大枣汤加减。

甘草 10g，生地黄 30g，生白芍 30g，百合 30g，竹茹 15g，酸枣仁 30g，茯神 15g，枸杞子 24g，桑椹 24g，黑芝麻 24g，陈小麦 30g，紫石英 12g。10 剂，每日 1 剂，水煎汁 400mL，分早晚 2 次温服。服完 3 剂后患者即告知已能入睡，情绪稳定，10 剂药服完告愈。

按语：该患者首因情志不遂、思虑过度而出现失眠。此乃肝气郁结日久化热，热邪扰动心神，神不安而不寐；阴津亏损，血隧挛急，血运不利，神失血养，故精神异常，胆怯而善惊易恐；心主神，肝主魂，神魂不安而致不能寐。方用甘麦大枣汤甘润缓急，养心调肝，此方为仲景治疗妇人脏躁之要方。方中酌加生地黄滋阴清热；白芍、酸枣仁，滋阴柔肝、养肝生津；竹茹清热化痰除烦；桑椹、黑芝麻、枸杞子滋补肝肾；紫石英上能镇心，重以去怯，下能养肝滋肾；小麦、茯神、百合养心安神。纵观全方，诸药合用，故获滋阴润燥养心安神之效。

患者先前所服汤药滋阴敛肝、养心安神之效亦强却未见效。然以甘麦大枣汤加减却有奇特的安神之功。王立忠教授认为甘草、小麦、大枣三味药合用因其甘润缓急，濡养脏腑，虽不直接治疗失眠，但能使躁烦不寐自宁。

病案 8

张某，女，38 岁，2012 年 11 月 14 日就诊。

主诉：入睡困难、多梦易醒、醒后难以入睡 2 年余。

现病史：患者于 2 年前无明显诱因出现入睡困难，睡后易醒，心烦多梦，咽干口燥，心悸不安，胆怯易惊，悲伤欲哭，情绪易波动，纳食正常，大便干结。西医诊断为神经衰弱，给予其营养神经及安神类药物治疗，效果欠佳。患者舌质红，苔少，脉弦细。

中医诊断：不寐。

辨证：心肾阴虚，心神失养。

治法：滋补肝肾，养心安神。

方药：甘麦大枣汤合百合地黄汤加减。

甘草 15g，生地黄 12g，枸杞子 12g，生白芍 15g，竹茹 10g，茯神 20g，桑椹 30g，黑芝麻 30g，合欢皮 30g，酸枣仁 30g，百合 30g，陈小麦 40g，大枣 8 枚。服药 7 剂，水煎服，每日 1 剂。

2012 年 11 月 21 日二诊：患者入睡困难、心烦多梦、睡后易醒、大便干结等症状均减轻，自觉情绪较前愉快，仍有口干、心悸易怯。守原方加麦冬 12g，生龙骨、生牡蛎各 20g，继服 7 剂，诸症均基本消失。上方继服 7 剂，以巩固疗效。

按语：本案为心肾阴虚、心神失养之证，临床常见不寐多梦，头晕头胀，目赤耳鸣，或伴心悸不安，胆怯易惊，或口干津少，五心烦热，情绪易波动，或急躁易怒，或常悲伤欲哭，舌红苔少，脉弦或细数。王立忠教授治疗本证常以甘麦大枣汤合百合地黄汤加减，甘麦大枣汤为仲景《金匮要略》中治妇人脏躁之方，甘润缓急，恰合本证之症状表现。方中小麦养心安神；甘草、大枣甘润调中而缓急；生地黄、生白芍，养血柔肝敛阴、养阴生津。桑椹、黑芝麻、枸杞子，三药皆入肝肾经，《本草经疏》述桑椹："为凉血补血益阴之药。"《神农本草经》载黑芝麻："补五脏，益气力，长肌肉，填脑髓，久服轻身不老。"《药性论》则云枸杞子："补益精，诸不足，易颜色，变白，明目，安神。"三者相伍，加强了滋补肝肾、润燥生津的效果。茯神、酸枣仁、百合、竹茹、合欢皮养心安神，清心除烦。复诊加入清心重镇安神之品，故能使经年顽疾痊愈。

病案 9

王某，男，43 岁，安阳人，2023 年 2 月 17 日初诊。

主诉：入睡困难、早醒 2 年余，加重半月。

现病史：患者 2 年前因工作劳累，压力大，而出现烦躁不寐，每晚仅能睡 2 小时左右，白日头晕昏沉，耳鸣，心慌，经当地中、西医治疗后效果不佳，故前来求诊。患者近半月因工作繁忙劳累再次出现入睡困难，睡后易醒，患者精神萎靡，头晕昏沉，心慌耳鸣，影响工作，遂来就诊。刻诊：患者神志清，精神差，失眠，眠后易醒，心烦不寐，头晕昏沉，耳鸣心悸，神倦乏力，手足心发热，盗汗，口渴咽干，口舌生疮，溲黄，大便干结，舌质红，舌苔少乏津，脉弦细。

中医诊断：不寐。

辨证：心肾阴虚，火旺扰神。

治法：滋阴补肾，清心宁志，镇静安神。

方药：太子参 15g，生地黄 15g，生白芍 15g，黄连 6g，龙齿 20g，栀子 10g，淡豆豉 10g，百合 30g，生龙骨 30g，生牡蛎 30g，酸枣仁 30g，枸杞子 15g，灯心草 6g，莲子心 5g，麦冬 12g，五味子 6g，炙甘草 10g。10 剂，每日 1 剂，水煎服，分 2 次温服。

2023 年 2 月 27 日二诊：患者服上方后能入睡 5 小时，心悸、头晕、耳鸣明显好转，余症均缓解，舌脉如前。药已中的，守方再进，方药组成为太子参 15g，生地黄 20g，生白芍 15g，龙齿 20g，生龙骨、生牡蛎各 20g，百合 30g，麦冬 12g，五味子 8g，酸枣仁 30g，首乌藤 30g，茯神 30g，灯心草 6g，牡丹皮 10g，泽泻 12g，当归 12g，远志 10g，甘草 6g。10 剂，每日 1 剂，水煎服。

2023 年 3 月 7 日三诊：患者服上方后能睡 6 小时，且入睡较前快，余症皆无，睡眠基本正常，遂以王立忠教授所制院内制剂神衰胶囊调理善后，随访半年睡眠如常。

按语：此案系心肾阴虚、火旺扰神之不寐。《黄帝内经》云："心者，君主之官，神明出焉。"该患者劳心过度，暗耗阴血，虚火妄动，扰乱神明。阴血耗损，心神失养，故心悸、虚烦、口舌生疮。肾阴不足，清窍失养，故头晕、耳鸣、口渴咽干、盗汗。方中太子参、生地黄、百合、麦冬、五味子、枸杞子、白芍滋补心肾之阴，以黄连、栀子、淡豆豉、灯心草、莲子心泻火除烦，佐以龙骨、牡蛎、龙齿重镇安神，远志、茯神、酸枣仁以养心安神。后以神衰胶囊调理而愈。全方配伍巧妙，独具匠心，故能使顽疾获愈。

病案 10

祝某，女，47 岁，职员，郑州市人，2014 年 3 月 27 日初诊。

主诉：入睡困难、多梦易醒 3 个月。

现病史：患者近 3 个月来入睡困难，易于惊醒，醒后再难入睡，梦多，平均每晚睡眠时间不足 4 小时，服用阿普唑仑片后好转，但白天精神不振，头部昏沉不适，郁郁寡言，心神恍惚，神疲乏力，纳食可，二便调，舌质红，苔薄黄，脉弦细。

中医诊断：不寐。

辨证：心肾亏虚。

治法：滋阴补肾，养血安神。

方药：甘麦大枣汤合百合地黄汤加味。

甘草 12g，生地黄 10g，生白芍 12g，茯神 20g，枸杞子 12g，首乌藤 30g，桑枝 20g，陈小麦 30g，大枣 4 枚，炙远志 9g，百合 30g，竹茹 10g，黑芝麻 20g，酸枣仁 30g。7 剂，每日 1 剂，水煎服。患者服药后反馈，服用 3 剂药后即可安然入睡。

按语：患者为中年女性，年近五旬，肾精渐亏，肝血亏耗，虚火上扰心神，遂至心神失守，阳不入阴，失眠频作。王立忠教授处方以甘麦大枣汤合百合地黄汤加味，取清代徐彬《金匮要略论注》"盖病本于血，心为血主，肝之子也，心火泻而土气和，则胃气下达。肺脏润，肝气调，躁止而病自除也。补脾气者，火为土之母，心得所养，则火能生土也"之意。方中小麦能和肝阴之客热，而养心液，且有消烦利溲止汗之功，故以之为君；甘草泻心火而和胃，故以之为臣；大枣调胃，而利其上壅之燥，故以之为佐。百合地黄汤合甘麦大枣汤是王立忠教授治疗不寐的经验方，取其滋阴凉血、清热润肺之意，清补并用，很好地顾护了下焦渐虚，虚火上扰的病因，因而取效迅捷，患者服药后有效如桴鼓之感慨。

病案 11

秦某，女，66 岁，已退休，2018 年 1 月 9 日初诊。

主诉：入睡困难伴夜间盗汗 1 个月余。

现病史：1 个月前，患者无明显诱因出现失眠，入睡困难，夜间盗汗，乏力，白日汗不多，后背前胸受凉则发麻，下肢发凉，曾服抗抑郁药及乌灵胶囊，症状稍减轻，舌质暗红，苔薄白，脉沉滑。BP 为 120/90mmHg。

刻诊：患者神志清，精神欠佳，入睡困难，夜间盗汗，乏力，白日汗不多，平素怕冷，后背前胸受凉则发麻，下肢发凉，纳尚可，二便可，舌质暗红，苔薄白，脉沉滑。

中医诊断：不寐；西医诊断：失眠。

辨证：气阴两虚，心肾不交。

治法：益气养阴，宁心安神。

方药：生脉饮合知柏地黄丸加减。

太子参 12g，麦冬 15g，醋五味子 10g，黄芪 30g，当归 15g，赤芍 15g，山茱萸 12g，桑寄生 20g，羌活 10g，独活 10g，知母 10g，炒莱菔子 15g，炒麦芽 20g，浮小麦 30g，地骨皮 15g，煅龙骨 30g（先煎），煅牡蛎 30g（先煎），鸡血藤 30g，焦神曲 10g，甘草 6g。7 剂，水煎服，每日 1 剂，早晚分服。

2018 年 1 月 20 日二诊：服上药后，患者入睡困难、乏力减轻，仍有盗汗，舌质暗红，苔薄白，脉细弦，BP 为 118/76mmHg，守上方，加白芍 15g，继服 14 剂。

2018 年 2 月 8 日三诊：患者诸症大减，舌质淡红，苔薄白，脉细弦，再带上方中药 10 剂。

按语：不寐是由于多种原因引起阴阳失调、阳不入阴而形成。该患者年老体虚，气阴不足，气虚则出现神疲乏力；阴血不足不能上奉于心，水不济火则心阳独亢，不能下交于肾，心肾不交，神志不宁，出现入睡困难；阴虚火旺，则出现夜间盗汗，上热下寒，则出现下肢发凉。故治以益气养阴清热，佐以潜阳安神。方以生脉饮益气养阴，知柏地黄丸滋阴降火，龙骨、牡蛎、浮小麦安神敛阴止汗；羌活、独活有升阳散火之义。患者舌质暗红，乃久病入血分，加以鸡血藤养血活血，通经；乏力，为生化乏源，选用炒麦芽、焦神曲调动中焦气机，易于水谷精微的生成。

五、心虚胆怯型

病案 1

张某，女，48 岁，教师，濮阳市人，2023 年 3 月 8 日初诊。

主诉：入睡困难、胆怯易惊、时有心悸 3 个月余。

现病史：2022 年冬至后，患者因与妹妹生气出现不寐、胆怯易惊症状，表现为神魂不安，入寐困难，寐而不酣，多梦易醒，胆怯易惊且处事多虑。至 2023 年 1 月 20 日，患者在当地医院门诊就诊，被诊断为"顽固性失眠"，用中药治疗，具体药物不详，未见明显好转。近 2 个月，患者间断服用阿普唑仑片 0.4 ～ 4mg，最近服用枸橼酸坦度螺酮片（2 片 / 日）和米氮平片（1 片 / 晚），不寐情况无明显改善，遂来就诊。刻诊：患者虚烦不寐，寐则多梦或易醒，神魂不安，胆怯易惊，惊悸怔忡，处事多虑，舌淡，苔薄白，脉弦细。

中医诊断：不寐。

辨证：心虚胆怯。

治法：益气镇心安神。

方药：安神定志丸合酸枣仁汤加减。

甘草 15g，知母 20g，茯苓 15g，酸枣仁 45g，炙远志 15g，当归 15g，川芎 5g，龙骨 30g（先煎），茯神 15g，龙眼肉 20g，木香 15g，人参 15g，炙黄芪 40g，首乌藤 50g，朱砂 5g（研极细细末，冲服）。共 7 剂，每日 1 剂，水煎服，每日 2 次。嘱其调摄情志。

2023 年 3 月 15 日二诊：患者服上方 7 剂后，自述不适症状均有缓解，寐后梦少不常醒，胆怯易惊较前有改善，舌质淡，苔薄白腻，脉弦细。继用上方 7 剂，每日 1 剂，水煎服，每日 2 次。

2023 年 3 月 22 日三诊：患者服上方 7 剂后，面色稍红润，目睛灵动，自述心情舒畅，夜寐正常，舌质淡，苔薄白，脉细。患者续用上方 7 剂后痊愈。

按语：本案失眠患者因情志不遂，肝气郁结，肝郁化火，邪火扰动心神，神不安而不寐；且心虚胆怯，易受惊恐，而出现夜不能寐且寐而不酣；舌淡、脉弦细为心胆气虚之象。方以人参、甘草益心胆之气，朱砂重镇安神，当归、黄芪补气生血，首乌藤、远志、酸枣仁、茯神、龙眼肉养心安神，知母滋阴清热，川芎调气疏肝，木香达补而不滞之效，龙骨镇惊开窍宁神。全方以益气镇惊、安神定志为主。方证相合，故三诊后患者病情较前大有好转。

病案 2

王某，女，42 岁，教师，郑州市人，2023 年 6 月 3 日初诊。

主诉：心悸、失眠反复 3 个月。

现病史：患者 3 个月前因受惊吓，致彻夜失眠，后睡眠虽稍有好转，但仍欠安稳，迁延至今，遂来就诊。刻诊：患者整日惴惴不安，易受惊吓，胆小紧张，时发心悸不安，入睡难，眠浅多梦易醒，食欲不佳，纳少，大便排出乏力，舌淡，苔白稍厚，脉沉细。

中医诊断：不寐。

辨证：心虚胆怯。

治法：益气镇心安神。

方药：安神定志丸合酸枣仁汤加减。

茯神 30g，炙远志 10g，酸枣仁 15g，首乌藤 15g，柏子仁 10g，合欢皮 10g，牡蛎 20g（先煎），人参 10g（先煎），白术 15g，五味子 5g，陈皮 10g，甘草 5g。7 剂，每日 1 剂，水煎服，每日 2 次。嘱患者多与家人朋友交流沟通，放松心态。

2023 年 6 月 10 日二诊：患者服药后，胆小紧张症状明显好转，心悸亦少发，入睡较前快，眠转安稳，纳食好转，继用上方 7 剂。

2023 年 6 月 20 日三诊：患者诉症状明显好转，继用上方 7 剂以巩固疗效。

按语：《素问·灵兰秘典论》言："心者，君主之官，神明出焉。"其又言："胆者，中正之官，决断出焉。"心气安逸，胆气不怯，虽忽若有惊，或登高涉险，自可泰然处之。若心虚胆怯，则处事易惊，梦寐不宁。若患者素来体质虚弱，加之精神刺激，心神受扰，心神不安致失眠，当责之于心虚胆怯。此类证型用安神定志丸合酸枣仁汤及重镇安神之品随手而瘳。

病案3

王某，女，68岁，退休人员，郑州市人，2023年7月1日初诊。

主诉：入睡困难、多梦易醒10余年，加重1个月。

现病史：患者10余年前退休后出现入睡困难，未予重视，3年前某晚做噩梦，受到惊吓，出现入睡困难，多梦，易醒，醒后难以入睡，口服安眠药后睡眠好转，1个月前入睡困难加重，口服药物无效，遂来就诊。

刻诊：患者神志清，精神差，面色无华，神疲乏力，入睡困难，多梦，易醒，醒后难以入睡，舌淡苔薄白，脉弦细。

中医诊断：不寐。

辨证：心虚胆怯。

治法：益气镇心安神。

方药：安神定志丸合酸枣仁汤加减。

党参10g，黄芪20g，当归10g，茯苓15g，白术10g，川芎9g，茯神15g，龙骨20g，牡蛎20g，香附10g，柴胡10g，郁金10g，琥珀3g，酸枣仁15g，木香10g，生地黄20g，炙甘草10g，大枣10g。7剂，每日1剂，水煎服，每日2次。嘱其调畅情志。

2023年7月8日二诊：患者诉效不佳，与患者沟通后，让其续服7剂观察睡眠情况，患者表示同意，继用上方7剂，每日1剂，水煎服，每日2次。

2023年7月14日三诊：患者诉睡眠较前改善，但睡眠很浅，易被声响惊醒，在二诊方基础上去香附、生地黄，加远志12g，石菖蒲6g，炒酸枣仁15g，磁石20g，熟地黄20g，龙眼肉10g，首乌藤15g，合欢皮15g。

2023年7月23日四诊：患者诉服药期间睡眠时间增加，夜间有动静会醒但已觉不惊，继用三诊方14剂，以巩固疗效。

按语： 失眠多由情志所伤或由情志不遂，肝气郁结，肝郁化火，邪火扰动心神，心神不安所致。患者亦可由饮食不节，脾胃受伤，脾失健运，气血生化不足，心血不足，心失所养而失眠；亦有因心虚胆怯，暴受惊恐，神魂不安，以致夜不能寐或寐而不酣者。该病病位在心，但与肝、胆、脾、胃、肾关系密切。失眠虚证多由心脾两虚，心虚胆怯，阴虚火旺，引起心神失养所致；失眠实证则多由心火炽盛，肝郁化火，痰热内扰，引起心神不安所致。治疗上，在补虚泻实、调整脏腑气血阴阳的基础上辅以安神定志是本病的基本治疗方法。王某年纪较大，本就有失眠病史，后又暴受惊吓，故心胆气虚，神魂不安，出现多梦、易醒的情况。若胆怯易惊，则可能会出现心神不定、叹气、面色不华、胸胁部不适等症状。此是因为肝与胆是相表里的关系，胆病累及肝，胸胁部不适则可能出现叹气，时间久后气血不足，则易出现面色不华。故本案治疗时，选用安神定志丸合酸枣仁汤加减。方中党参、黄芪益心胆之气；柴胡、香附、首乌藤、合欢皮疏肝解郁安神；茯苓、茯神、远志化痰宁心；龙骨、牡蛎、琥珀、磁石、石菖蒲，开窍宁神、重镇安惊；酸枣仁养肝、安神、宁心；生地黄泄热除烦；大枣、川芎调血安神。方证相合，故得佳效。

病案 4

郭某，女，43 岁，职员，安阳市人，2024 年 4 月 23 日初诊。

主诉：反复失眠伴触事易惊 1 个月余。

现病史：1 个月前患者无明显诱因出现反复失眠，伴触事易惊，遂来就诊。刻诊：患者入睡困难，易醒，每晚睡眠时间不足 6 小时，伴触事易惊，纳可，二便调，舌质红苔黄干，脉沉。

中医诊断：不寐。

辨证：心虚胆怯。

治法：益气镇惊，安神定志。

方药：安神定志丸加减。

茯神 20g，生半夏 9g，川芎 15g，香附 15g，石菖蒲 20g，制远志 10g，丹参 15g，桃仁 20g，红花 10g，益智仁 15g，栀子 10g，龙骨 30g（先煎），珍珠母 30g（先煎）。7 剂，每日 1 剂，水煎服，每日 2 次。嘱其调畅情志。

2024 年 4 月 30 日二诊：患者服药后感觉失眠较前好转，每晚睡眠时间延长，舌淡苔白，左脉沉。方改为天王补心丹加减，具体药物为白术 15g，人参 15g，黄芪 45g，柏子仁 10g，茯神 20g，远志 10g，酸枣仁 30g，枸杞子 10g，炙甘草 10g，当归 5g，大枣 15g，女贞子 15g，墨旱莲

15g，首乌藤 15g，川芎 15g。7 剂，每日 1 剂，水煎服，每日 2 次。嘱其调畅情志。

2024 年 5 月 17 日三诊：患者诉失眠较前好转，现夜可入睡，但多梦，无口干，伴头昏，视物模糊，纳可，二便调，舌淡苔白，左脉沉。方改为酸枣仁汤加减，具体药物为酸枣仁 30g，川芎 10g，知母 20g，炙甘草 10g，茯神 20g，首乌藤 15g，石菖蒲 20g，枸杞子 10g，川楝子 10g，乌药 10g，益智仁 10g，黄芪 30g。7 剂，每日 1 剂，水煎服，每日 2 次。电话随访，患者未再出现失眠。

按语：患者失眠首诊辨证为心胆气虚证，拟方安神定志丸加减，去人参、茯苓，加丹参、桃仁、红花活血，益智仁暖肾温脾补虚，栀子清热除烦，珍珠母安神定惊，共奏益气镇惊、安神定志之效。患者二诊辨证为阴虚血少，神志不安，拟方天王补心丹加减，因热势不甚，故去清热凉血之生地黄，去滋阴清热之天冬、麦冬，去重镇安神之朱砂，加白术、大枣补益脾胃，女贞子、墨旱莲、枸杞子滋补肝肾，川芎行气活血，共奏滋阴清热、养血安神之效。三诊辨证为肝血不足，虚热内扰，拟方酸枣仁汤加减，加首乌藤补益精血，石菖蒲宁神益志，枸杞子、益智仁补益肝肾，乌药行气温肾，川楝子行气活血，黄芪益气，共奏养血安神、清热除烦之效。

病案 5

李某，女，54 岁，退休人员，郑州市人，2023 年 3 月 30 日初诊。

主诉：入睡难、易醒半年余。

现病史：患者半年前因生气后出现入睡难、易醒，在当地门诊间断中药治疗，未见好转，遂来就诊。刻诊：患者入睡难，大约 2 小时方可入睡，多梦易醒，头晕，心烦，纳呆，无食欲，视物模糊，口中和，大便调，小便黄，舌红苔白，脉无力。

中医诊断：不寐。

辨证：心虚胆怯。

治法：益气镇惊，安神定志。

方药：安神定志丸加减。

党参 10g，龙骨 30g，牡蛎 30g，茯苓 20g，茯神 20g，石菖蒲 15g，

陈皮 10g，半夏 10g，焦神曲 10g，炒麦芽 10g，枳壳 10g，首乌藤 30g，延胡索 10g，甘草 6g。7 剂，每日 1 剂，水煎服，每日 2 次。嘱其调畅情志。

2023 年 4 月 8 日二诊：患者诉现入睡可，睡眠时间 7 小时左右，夜间醒 2～3 次，但很快能入睡，多梦，纳可，视物模糊明显好转，舌淡红苔白，脉无力。在上方基础上去焦神曲、炒麦芽，将茯苓、茯神用量均改为 30g。继服 7 剂，电话随访，患者未再失眠。

按语： 患者言平素多梦，在梦里害怕紧张，且常梦见已经不在的人，甚为害怕。结合脉象，此患者应是心气不足，心神不养，且被邪扰，平素胆小、紧张，应是心胆气虚，故处以安神定志丸加减。

病案 6

曾某，女，45 岁，无业人员，郑州市人，2023 年 8 月 3 日初诊。

主诉： 失眠伴情绪低落 1 个月余。

现病史： 1 个月前患者受惊吓后出现失眠，遂来就诊。刻诊：患者入睡困难，易惊醒，噩梦多，每晚约睡 3 小时，伴有情绪低落，精神较差，头晕，乏力，易疲劳，舌质淡红，苔薄白，脉沉细。

中医诊断： 不寐。

辨证： 心虚胆怯。

治法： 益气镇惊，安神定志。

方药： 安神定志丸加减。

龙齿 15g（先煎），党参 10g，石菖蒲 10g，远志 10g，茯苓 10g，茯神 10g，合欢皮 10g，郁金 10g，川芎 10g，百合 10g，生地黄 10g，白芍 10g。7 剂，每日 1 剂，水煎服，每日 2 次。嘱其调畅情志。

2023 年 8 月 10 日二诊：患者诉服药后情绪、睡眠较前好转，能睡 6 小时，现仍稍有多梦，易惊，另有受刺激时则出现胸闷、肢麻，纳差，口稍干，二便调，舌红、边有齿痕，苔薄黄，脉细，续用上方 7 剂后痊愈。

按语： 中医认为失眠多由饮食不节、情志内伤、劳逸失度、久病体虚等因素引起，与心、肝、胆、脾、胃、肾关系密切，病性或虚或实，或虚实夹杂，总的病机是心、肝、胆、脾、胃、肾等脏腑的功能失调引起心神不安。治疗上根据《黄帝内经》中论述的"治病必求于本""本于阴阳"，所以治疗失眠的根本在于调节阴阳，使阳入于阴，则心神安宁。本案患者因受惊吓出现失眠，入睡难，易惊醒，梦多，且情绪低落，头晕乏力，舌淡红，苔薄白，脉沉细。结合舌脉辨证为心虚胆怯证无疑。药用安神定志丸加减获效，方中用龙齿重镇安神，郁金、川芎活血清心安神为佐，并重用养心安神之药，共收安神定志之功，故能获捷效。

病案 7

石某，女，49 岁，郑州市人，2023 年 10 月 21 日就诊。

主诉：入睡困难、易惊醒 12 年，加重 3 年。

现病史：患者诉自 12 年前因夫妻不睦而至入睡困难，不敢独处，持续至今，近又因家务事烦扰，失眠加重，先后服用血府逐瘀汤、安神定志汤、酸枣仁汤、朱砂安神汤，以及行针灸治疗，效果不佳，今求诊治。

刻诊：患者入睡困难，易醒，惊恐不安，胆怯，悲伤欲哭，常不自主流泪，大便干结，小便可，纳可，形体适中，舌质瘀暗而红，少苔乏津，脉弦细。

中医诊断：不寐，脏躁。

辨证：心虚胆怯，阴血不足。

治法：滋阴润燥，养心安神。

方药：甘麦大枣汤加减。

甘草 15g，生地黄 30g，生白芍 30g，百合 30g，竹茹 15g，酸枣仁 30g，茯神 15g，枸杞子 24g，桑椹 24g，黑芝麻 24g，陈小麦 30g，紫石英 12g。10 剂，水煎服，每日 1 剂，早晚 2 次温服。服完 3 剂后患者即告知已能入睡，情绪稳定，10 剂药服完后告愈。

按语：患者病情实为"百合病""脏躁"合病，只是现在无此病名，据其临床表现，可归于"郁病""失眠"中。《金匮要略·妇人杂病脉证并治》言："妇人脏躁，喜悲伤欲哭，象如神灵所作，数欠伸。"其又言百合病"意欲食，复不能食，常默默，欲卧不能卧，欲行不能行，饮食或有美时，或有不用闻食臭时，如寒无寒，如热无热，口苦小便赤，诸药不能治，得药则剧吐利，如有神灵者，身形如和"。这些表现在许多失眠、郁证患者身上均可见到，其病机实是《类证治裁·郁证》所言："七情内起之郁，始而伤气，继必及血，终乃成劳。"所以治以滋阴润燥，养心安神，兼以苦寒清热、酸甘化阴、重镇安神之法。甘麦大枣汤中甘草、小麦、大枣 3 味药合用甘润缓急，濡养脏腑，养心调肝。本案中酌加生地黄滋阴清热；白芍、酸枣仁滋阴柔肝，养肝生津；竹茹清热化痰除烦；桑椹、黑芝麻、枸杞子滋补肝肾；紫石英上能镇心，重以去怯，下能养肝滋肾；小麦、茯神、百合养心安神。全方共收滋阴润燥、养心安神之效，虽不直接治疗失眠，而躁烦不寐自宁。

六、瘀血扰神型

病案 1

刘某，女，34 岁，教师，郑州市人，2023 年 1 月 5 日初诊。

主诉： 入睡困难 2 年。

现病史： 患者 2 年前行人流刮宫术后，出现心中热，入夜益甚，夜难入睡，一夜最多可蒙胧入睡 1～2 小时，烦躁不安，紧张焦虑，头晕眼花，经期延迟，月经量少，多方诊治，除服用安眠药、抗焦虑药外，亦服用中药归脾汤、温胆汤、天王补心丹、朱砂安神丸等，久服无效，遂来就诊。

刻诊： 患者夜难入睡，一夜最多可蒙胧入睡 1～2 小时，烦躁不安，紧张焦虑，头晕眼花，经期延迟，月经量少，舌质暗紫，苔薄白，脉滑数。

中医诊断： 不寐。

辨证： 瘀血阻滞。

治法： 活血化瘀，镇静安神。

方药： 血府逐瘀汤加减。

桃仁 12g，红花 12g，当归 12g，生地黄 15g，赤芍 12g，川芎 7g，柴胡 7g，炒枳壳 8g，龙骨 30g，牡蛎 30g，桔梗 9g，怀牛膝 9g，牡丹皮 12g，蒲黄 9g。7 剂，每日 1 剂，水煎服，每日 2 次。

2023 年 1 月 25 日二诊：患者服上药后，入睡困难、心中热大减，诸症悉轻，每夜可睡 4～5 小时，舌质暗，苔薄白，脉滑数，再服 7 剂而愈。

按语： 瘀血阻遏心窍，则卫气独卫其外，行于阳不得入于阴，阴虚故目不瞑，为"泻其有余，调其虚实，以通其道，而去其邪"，故选用血府逐瘀汤加减以活血安神。血府逐瘀汤一方，出自王清任《医林改错》。处方中桃仁、红花、当归、川芎、赤芍活血祛瘀；当归、生地黄养血化瘀；柴胡、枳壳疏肝理气；牛膝破瘀通经，引瘀血下行；桔梗开肺气，引药上行；龙骨、牡蛎镇静安神；甘草缓急，调和诸药。全方共奏活血调气之

功。王清任曰："夜不能睡，用安神养血药治之不效者，此方若神。"心中
热者，王氏称"灯笼热"，内有瘀血，血活则退。此案脉滑数，本当以痰
热论治，然以病发于人流刮宫术后，瘀血归心，且有心急心热，即灯笼
热，故予血府逐瘀汤治之。

病案 2

患者，男，66 岁，离退休人员，郑州市人，2023 年 2 月 3 日初诊。

主诉：间断入睡困难 2 年余，加重半年。

现病史：患者 2 年前逐渐出现夜间失眠，近半年明显加重，每晚睡前
口服艾司唑仑片 2mg，约睡 3 小时，伴有颈项、腰背部僵硬疼痛不适。刻
诊：患者入睡困难，入睡易醒，颈项、腰背部僵硬疼痛不适，口干、口
苦，纳少，小便正常，大便难排出，便质干结，舌暗红有瘀斑，少苔，脉
细数。

既往史：患者有脑梗死病史 3 年。

中医诊断：不寐。

辨证：瘀血扰神。

治法：活血化瘀，养心安神。

方药：血府逐瘀汤加减。

桃仁 12g，红花 12g，当归 12g，生地黄 15g，全蝎 5g（嚼服），地龙
10g，川芎 10g，延胡索 15g，木香 10g，首乌藤 10g，合欢皮 10g，茯苓
10g，茯神 10g，麻子仁 10g，酸枣仁 15g，柏子仁 15g。7 剂，每日 1 剂，
水煎服，晚餐前 1 小时、晚餐后 2 小时各服用 1 次。嘱其继续睡前原剂量
服用艾司唑仑片以免引起戒断反应。

2023 年 2 月 10 日二诊：患者失眠较前改善，每晚睡 4～5 小时，颈项、
腰背部僵硬疼痛较前显著改善，仍口干、口苦，大便干结，舌质暗红，苔
黄燥，脉细数。在初诊方的基础上，去延胡索、木香，全蝎用量减至 3g，
麻子仁用量加至 20g，加郁李仁、石斛、天冬各 10g。14 剂，煎服法如前。
嘱其继续睡前服用艾司唑仑片，用量减至 1mg。

2023 年 2 月 18 日三诊：患者每晚约睡 6 小时，精神较前明显好转，
无明显颈项、腰背痛，口干、口苦较前改善，大便稍干，舌质红，苔黄，
脉数。在二诊方的基础上，去全蝎、地龙、首乌藤、合欢皮，加麦冬、生

地黄、玄参各 10g。7 剂，煎服法如前。嘱其睡前服用艾司唑仑片 1mg。2023 年 6 月随访得知，患者睡眠状况良好，每晚可睡 6～7 小时，偶有失眠时，服用三诊方即可入睡，已经停服艾司唑仑片，嘱患者畅情志，适度锻炼。

按语：《灵枢·营卫生会》认为睡眠是营卫之气循环交替运行产生的一个过程，其言："营在脉中，卫在脉外，营周不休，五十而复大会。阴阳相贯，如环无端。卫气行于阳二十五度，行于阴二十五度，分为昼夜。故气至阳而起，至阴而止。"因此，营卫气血的正常表里出入循行对睡眠的维持有重要意义。营卫不通，瘀血阻络，则可发为失眠。本案患者证属瘀血扰神，故治疗以活血化瘀、养心安神为法。处方遵血府逐瘀汤之方义加减，方中当归活血养血，川芎、延胡索、木香行气活血兼止痛，桃仁活血祛瘀兼有润肠通便之力，酸枣仁、柏子仁、茯苓、茯神养心安神，首乌藤养血安神之余尚能通经络，合欢皮解郁安神之余尚能消瘀血，麻子仁专于润肠通便，重用全蝎、地龙息风通络以增强诸药入血分、通脑络之力。二诊时患者颈项、腰背部疼痛好转，说明瘀血渐散，但有形之瘀血难以速祛，故仍用虫类药物以散瘀血，将全蝎用量减至 3g 以缓消瘀血；舌质暗红，苔黄燥，此为瘀久化热之象，故减延胡索、木香剂量以减轻全方辛温之性，加石斛、天冬、郁李仁润燥滋阴以清热润肠，将麻子仁用量加至 20g 以增强润肠通便之功。三诊时患者睡眠状况基本改善，仍大便干、舌红苔黄、脉数，唯阴液尚虚，故减首乌藤、合欢皮，去虫类药，加玄参、麦冬、生地黄取增液汤之意，以加强滋阴润燥之功。用药时，考虑虫类药物发挥作用的成分常为特殊蛋白，水煎后易破坏其活性成分，故在临证中多用颗粒剂或原药材研末冲服。

病案 3

王某，女，35 岁，职员，郑州市人，2023 年 5 月 16 日初诊。

主诉：入睡困难 10 余年，加重 2 个月。

现病史：患者 10 余年前分娩后出现失眠，入睡困难，易醒，整夜辗转反侧，心烦易怒，日间又时常情绪低落，被确诊为"产后抑郁症"，曾于上海长海医院、北京协和医院就诊，长期服用氟哌噻吨美利曲辛、地西泮等抗抑郁及安眠药，但病情仍反复，也曾服用多种中成药、中草药，效果不佳。患者现服用抗抑郁药及安眠药共 3 种（具体不详），服后仍失眠，遂来就诊。刻诊：患者入睡困难，睡后易醒，整夜辗转反侧，心烦易怒，烦躁不安，紧张焦虑，纳可，二便正常，舌暗红有瘀斑，少苔，脉细数。

既往史：患者有萎缩性胃炎病史 3 年。

中医诊断：不寐。

辨证：瘀血扰神。

治法：活血化瘀，养血安神。

方药：血府逐瘀汤加减。

全当归 15g，生地黄 10g，川芎 10g，赤芍 15g，桃仁泥 10g，炒枳壳 10g，川牛膝 10g，北柴胡 10g，蜜桔梗 10g，炒白术 10g，姜半夏 10g，广陈皮 10g，滇红花 10g，钩藤 10g，云茯苓 15g，酸枣仁 30g，柏子仁 15g，生甘草 6g。7 剂，水煎服，每日 1 剂，分早晚温服。

2023 年 5 月 23 日二诊：患者服药后，每晚可睡 5 小时，醒时无烦躁、汗出，现安眠药已停，辅导小孩做作业后情绪急躁，彻夜未眠，舌微暗，苔薄白，脉弦细。在初诊方基础上稍作加减，处方改为白芍 30g，全当归 20g，生地黄 10g，抚川芎 10g，赤芍 10g，桃仁泥 15g，滇红花 10g，川牛膝 15g，炒枳壳 10g，蜜桔梗 10g，北柴胡 10g，煅龙齿 20g（先下），酸枣仁 30g，柏子仁 15g，巴戟天 10g，菟丝子 10g，麦冬 12g，生甘草 6g，炙远志 10g。7 剂，水煎服，每日 1 剂，分早晚温服。

2023 年 5 月 30 日三诊：患者停服抗抑郁药及安眠药，能安睡 8 小时，精神佳，眼睛有神，无异样。

按语：清代叶天士提出："经主气，络主血"，"初为气结在经，久则血伤入络"。血瘀既是长期失眠的结果，又是造成失眠反复发作的因素。瘀血阻滞经络，气血运行失畅，阴阳失调，故而失眠。本案辨证为血瘀证，以血府逐瘀汤活血化瘀理气。方中桃仁、红花活血祛瘀；当归补血活血；生地黄滋阴养血，防止瘀久伤血，又能够清瘀血所化之热，有治热之效；柴胡疏肝；枳壳理气；桔梗载药上行可行舟楫之功，使药力发挥于胸中血府，兼可助柴胡、枳壳开胸理气；牛膝导瘀血下行。升降合用，畅通胸中气机，气行则瘀化，气行则血行。川芎为血中气药，活血行气；赤芍既可清热凉血，又可散瘀止痛，避免血瘀化生郁热；患者苔微腻，故用白术、陈皮、半夏、茯苓健脾化痰祛湿；酸枣仁、柏子仁安神定志；钩藤息风止痉；甘草调和诸药。诸药合用，共奏活血化瘀理气之功。二诊时，加用白芍至 30g，当归用至 20g，量变则方意变，二诊方以柔肝为主，养血为辅，肝柔血足，魂即安于舍。全方之妙在于龙齿，古云"治魄不宁宜虎睛，治魂飞扬宜龙齿"，龙者动也，但龙虽动，然神龙见首不见尾，而极善藏。麦冬入肺金，金水相生，加强补阴血之功；巴戟天、菟丝子阳中求阴；另佐以安神之品远志。诸药合用，共奏平木养血、引龙归渊之效。方证相合，故三诊时，患者症状已基本消失。

病案 4

牛某，女，40 岁，郑州市人，2023 年 8 月 6 日初诊。

主诉：入睡困难、多梦易醒 10 余年。

现病史：患者 10 余年前因家庭矛盾出现失眠，每晚最多睡 3～4 小时，入眠困难，夜梦纷纭，手足心烦热，两太阳穴痛胀，每当月经来时头痛加重，痛经，经血紫黑有血块，经潮一两日不畅，三四日经量渐增多，头痛亦缓解，为求系统诊治，遂来就诊。刻诊：患者入眠困难，夜梦频，头痛，手足心烦热，纳可，二便调，舌质暗红，舌下脉络淤青，脉沉涩。

中医诊断：不寐。

辨证：瘀血扰神。

治法：活血安神。

方药：血府逐瘀汤加味。

生地黄 12g，当归 10g，枳壳 10g，甘草 10g，川芎 8g，赤芍 10g，桃仁 10g，红花 10g，桔梗 10g，柴胡 10g，川牛膝 10g，首乌藤 20g。7 剂，水煎服，每日 1 剂，分早晚温服。

2023 年 8 月 15 日二诊：患者服药后，每晚可睡 6 小时，梦亦减少，手足心热、头痛基本消除，上方继服 10 剂，告愈。

按语：患者失眠 10 余年，多方治疗，未见效果。其所用之方，多为养血安神镇静之剂。前医之败，后医之师也，不可循其故道而复取其败。"失眠多梦，夜不安，皆从瘀血论治"，此言与本案正符，投之果效。瘀血痰饮乃人身病理产物，痰饮瘀血阻滞阴阳相交之道路，阳入阴难，故而失眠。痰饮阻滞者，饮化眠安；瘀血阻滞者，瘀通眠酣。凡久病失眠者，多兼瘀也。首乌藤，日开夜合，有阴阳相交之妙用，用之可提高睡眠质量。

病案 5

汪某，男，73 岁，离休干部，2023 年 7 月 18 日初诊。

主诉： 入睡困难、多梦易醒 20 余日。

现病史： 患者 20 余日前与人发生争吵后出现失眠，寐则多梦，同时伴有胸闷，并有阵阵疼痛，自云服速效救心丸，胸痛缓解，睡眠亦略有改善，为求系统诊治，遂来就诊。刻诊：患者入睡困难，睡后易醒，夜间多梦，舌边及舌尖有紫气，舌苔薄白，脉沉细而涩。

中医诊断： 不寐。

辨证： 瘀血扰神。

治法： 活血安神。

方药： 血府逐瘀汤加减。

桃仁 10g，红花 6g，炒赤芍 10g，炒川芎 10g，玉竹 10g，丹参 15g，朱茯神 12g，炒酸枣仁 20g，首乌藤 15g，当归 6g。7 剂，水煎服，每日 1 剂，分早晚温服。

2023 年 7 月 25 日二诊：患者服药后胸痛缓解，夜寐亦有好转，每晚能睡 5 ～ 6 小时，舌尖及两边紫气亦淡，说明活血化瘀通络的治法切中病机，继用原方 7 剂，每日 1 剂，水煎服。

2023 年 7 月 31 日三诊：患者病情明显好转，入睡较易，夜眠安稳无梦，胸痛明显减轻。

按语： 老年人失眠与瘀血阻滞有关，老年人因脏腑虚弱，气虚无力或气机不畅，而致脉络阻滞，从而瘀血内生。血瘀既久，胶着难化，阻滞脏腑经络，扰乱心神以致失眠。王清任在《医林改错》夜寐梦多处加注曰："夜睡梦多，是血瘀，此方一两付痊愈，外无良方。"于不眠处加注曰："夜不能睡，用安神养血药治之无效者，此方若神。"其曰"外无良方"，又曰"此方若神。"故此案以血府逐瘀汤活血安神。血府逐瘀汤中桃仁、红花、当归、川芎、赤芍活血祛瘀；当归、生地黄养血化瘀；柴胡、枳壳疏肝理气；牛膝破瘀通经，引瘀血下行；桔梗开肺气，引药上行；甘草缓急，调和诸药。诸药合用，共奏活血化瘀之功。医者在临床应用时，可酌加香附、陈皮、茯神、酸枣仁以理气安神。

病案 6

达某，女，38 岁，职员，2023 年 9 月 6 日初诊。

主诉：入睡困难、早醒 20 余年。

现病史：患者寐差自 15 岁开始，夜过 21 点以后即入睡难，入睡后次日清晨 2 点左右即睡不实，4 点必醒，寐中外界稍有动静即醒，月经前 10 天面长痤疮，白带正常，咽滞（自觉因说话多引起），疲劳时易犯头晕（西医诊断为梅尼埃病），日犯 1 次。刻诊：患者入睡难，睡后易醒，血压低，饥时心慌，出虚汗，敲击右胁肋牵引剑突下痛，二便调，纳可，舌暗红，苔薄白，脉沉细涩。

既往史：患者 19 岁时曾患心肌炎，现遗留心肌炎后遗症。

中医诊断：不寐。

辨证：瘀血扰神。

治法：活血安神。

方药：血府逐瘀汤加减。

生地黄 6g，桃仁 6g，红花 6g，当归 6g，赤芍 6g，枳壳 6g，柴胡 6g，怀牛膝 6g，炙甘草 6g，川芎 4g，桔梗 4g，生黄芪 15g，党参 10g，麦冬 10g，五味子 6g。7 剂，水煎服，每日 1 剂。经随访，患者服药后，多年痼疾有所好转，此后一直按此方抓药，现已痊愈。

按语： 古人云："阳入于阴则寐，阳出于阴则寤。"患者初因阴阳不和而入睡难，渐为瘀血阻络，留于胸中，使阳不能入于阴而致失眠。阳降不得，便亢逆而上，发为痤疮，经后消退缘其部分瘀血可借月经而排出体外。日久则气阴两虚，而出现头晕、心慌、出虚汗之症。然胸中瘀血乃其疾病发生的根本原因，故治疗仍当活血化瘀以治其本，方用血府逐瘀汤，佐以生脉饮、黄芪培补气阴，使气行则血行，水足则舟行。

病案 7

刘某，女，38 岁，2019 年 5 月 13 日初诊。

主诉：入睡困难 3 年余。

现病史：患者 3 年来入睡困难，经常彻夜难眠，或入睡后噩梦纷纭，伴有头痛头晕，健忘，心烦，偶有阵发性胸痛。患者曾用地西泮等安眠药治疗，结果药量不断加大，效果却越来越差，遂改用中药酸枣仁汤、朱砂安神丸、柏子养心丸等，但均无显效。刻诊：患者入睡困难，经常彻夜难眠，或入睡后噩梦纷纭，伴有健忘、心烦、头痛头晕，偶有阵发性胸痛，面色晦暗无泽，眼周青晕，神色萎靡，舌暗有瘀斑，苔腻微黄，脉弦涩。

中医诊断：不寐。

辨证：瘀血扰神。

治法：活血祛瘀，宁心安神。

方药：血府逐瘀汤加味。

生地黄15g，当归15g，赤芍15g，川芎10g，桃仁10g，红花10g，柴胡6g，枳壳6g，桔梗3g，川牛膝6g，丹参20g，酸枣仁30g，首乌藤30g，甘草6g。7剂，每日1剂，水煎取汁400mL，早晚分服。嘱其畅情志，忌郁怒，适劳逸。

2019年5月20日二诊：患者服上方后，已能入睡3小时，诸症减轻，诊其舌暗有瘀斑，苔腻微黄，脉弦涩，效不更方，继服原方7剂，煎服法同上。

2019年5月27日三诊：患者服上方后，每夜可入睡6小时，精神明显改善。其舌暗有瘀斑，苔薄白，脉弦涩，守方加减治疗，连服2个月余，诸症消失而痊愈。

按语：本例患者的不寐病史有3年以上，王立忠教授认为"病初气结在经，病久血伤入络"，该患者存在"郁"和"瘀"两种不同病机。久病入络，气血瘀阻胸中，心脉不畅，心神失养，故见经常彻夜难眠，或入睡后噩梦纷纭、心烦等症。瘀血内阻，气血不能上奉，心神失其濡养，肝魂失其敛藏，故见失眠、多梦、头晕、神疲、健忘。气机郁滞，心脉瘀阻，则见胸痛。舌暗有瘀斑、苔腻微黄、脉弦涩，为气滞血瘀之征。治宜活血祛瘀、宁心安神。方选血府逐瘀汤加味。方中桃仁、红花、川芎、赤芍活血化瘀，配合当归、生地黄活血养血，使瘀去而不伤血；柴胡、枳壳疏肝理气，使气行推动血行；川牛膝破瘀通经，引瘀血下行；桔梗入肺经，载药上行；丹参活血祛瘀、清心除烦、养血安神；酸枣仁、首乌藤，养肝、宁心、安神。全方共奏活血祛瘀、行气止痛、调整气机升降之功。本案迁延日久，"久病入络""久病必瘀"，故治疗该患者要抓住气滞血瘀这一主要病机，通过调畅气机，养血活血祛瘀，治病求本，且调气而不耗气，治血而不伤血，攻补兼施，使心脉得通，心神得养，而获良效。

病案 8

石某，女，76 岁，2023 年 12 月 10 日初诊。

主诉：入睡困难、早醒 4 个月。

现病史：患者 4 个月前因丈夫病逝，加之经常担心自己生病而情志不畅，开始出现入睡困难，易醒，每日睡眠时间不足 5 小时，伴胸闷不适，纳差，头晕乏力，情绪不稳定，服用安神之剂效果不佳，遂来就诊。刻诊：患者神志清，精神欠佳，情绪低落，入睡困难，眠后易醒，头晕，气短乏力，胸闷不适，常叹息，纳差，食后腹胀，二便可，舌质暗，舌体大，苔白，脉沉弦。

中医诊断：不寐。

辨证：肝郁脾虚，气滞血瘀，心神失养。

治法：疏肝健脾，理气活血，养心安神。

方药：养心安神饮合血府逐瘀汤、保和丸加减。

炒酸枣仁 30g，茯苓 15g，茯神 15g，生龙骨 30g（先煎），生牡蛎 30g（先煎），首乌藤 30g，合欢花 15g，当归 10g，赤芍 15g，川芎 10g，柴胡 10g，炒枳实 10g，桔梗 3g，陈皮 10g，清半夏 12g，炒莱菔子 15g，炒麦芽 20g，炒山楂 15g，琥珀 3g（冲），甘草 6g。7 剂，水煎服，每日 1 剂。

2023 年 12 月 21 日二诊：患者近 2 日入睡有所改善，无明显胸闷，纳食可，大便不成形，仍感乏力，舌质暗，苔白，脉沉弦。守上方，将合欢花用至 20g，加炒白扁豆 30g、砂仁 6g、太子参 15g。7 剂，水煎服，每日 1 剂。

2024 年 1 月 2 日三诊：患者入睡可，眠安，大便正常，精神、体力复常，余无不适，舌质稍暗，苔薄白，脉沉弦，守二诊方继服 7 剂，以巩固治疗。

按语：年老之人，多虚多瘀，加之亲人去世，情绪低落，肝郁不疏，横克脾土，脾失健运，气血不足，心神失养而成失眠。气失条畅，则胸闷不适；中焦失运，气血生化乏源，则纳差、头晕乏力。舌体大、舌质暗、苔白、脉沉弦，为肝郁脾虚、气滞血瘀湿阻之征。治以疏肝健脾、理气活血、养心安神之法。方中养心安神饮功善养心、解郁、镇心安神；血府逐瘀汤疏肝理气、化瘀通络；保和丸长于健运脾胃、化湿和中，促进气血生化，且有助于药物的吸收；加炒麦芽助疏肝和胃之功；加琥珀以增重镇安神之效。二诊时，方中又加入炒白扁豆、砂仁、太子参，以益气健脾、渗湿止泻。诸药合用，标本兼治，而效如桴鼓。

病案9

患者，男，56岁，2018年12月10日初诊。

主诉：入睡困难3个月余。

现病史：患者3个月前因家中变故而出现入睡困难，易醒，每日睡眠时间不足5小时，伴胸闷不适、纳差、头晕乏力等症状，为求诊治，遂来河南省中医院门诊就诊。刻诊：患者神志清，精神欠佳，入睡困难，眠后易醒，每日睡眠时间不足5小时，伴胸闷不适、纳差、头晕乏力等症状，面色萎黄，二便可，舌体大，舌质暗，苔白，脉沉弦。

中医诊断：不寐。

辨证：肝郁脾虚、气滞血瘀、心神失养。

治法：疏肝健脾，理气活血，养心安神。

方药：血府逐瘀汤合保和丸加减。

炒酸枣仁30g，龙骨（先煎）30g，牡蛎（先煎）30g，首乌藤30g，炒麦芽20g，茯苓15g，茯神15g，合欢皮15g，赤芍15g，炒山楂15g，炒莱菔子15g，清半夏12g，当归10g，川芎10g，柴胡10g，麸炒枳实10g，陈皮10g，远志10g，桔梗3g，甘草片6g。7剂，水煎服，每日1剂，早晚饭后1小时温服。

2018年12月21日二诊：患者服药后睡眠质量有所改善，无明显胸闷，纳可，大便不成形，仍感乏力，舌质暗，苔白，脉沉弦。守上方，将合欢皮增至20g，加炒白扁豆30g、砂仁6g（后下）、太子参15g。7剂，煎服法同前。

2019年1月2日三诊：患者入睡可，眠安，大便正常，精神体力复常，余无不适，舌质稍暗，苔薄白，脉沉弦，守二诊方继服7剂，以巩固疗效。

按语：本案患者系情志不畅导致气郁，气郁日久则见血瘀之象，肝气不疏，横逆犯脾，脾失健运，气血不足，则心神失养而出现失眠。故予血府逐瘀汤以疏肝理气、活血化瘀；保和丸健运脾胃、化湿和中；炒酸枣仁、远志，补心养血、安神定志；茯苓、茯神，健脾益气、宁心安神。患者气郁与血瘀并存，故予首乌藤、合欢皮活血解郁安神；龙骨、牡蛎益阴潜阳，使心神安于本位。二诊时，方中加用炒白扁豆、砂仁、太子参，以益气健脾、渗湿止泻。诸药合用，标本兼治，疗效颇佳。

七、心火炽盛型

病案 1

黄某，女，71 岁，退休职工，开封市人，2023 年 7 月 6 日初诊。

主诉：夜间烦躁、入睡困难 1 个月余。

现病史：1 个月来患者无明显诱因出现夜间烦躁，难以入寐，曾服艾司唑仑治疗，症状未见缓解，遂来就诊。刻诊：患者夜难入寐，夜间烦躁，口干喜饮，手足心热，小便正常，大便偏干，舌红，苔薄黄，脉缓。

中医诊断：不寐。

辨证：心火炽盛。

治法：滋阴清热，清心安神。

方药：清心安神汤加减。

百合 30g，生地黄 10g，麦冬 12g，茯神 15g，琥珀 3g（冲服），莲子心 3g，五味子 6g，淡豆豉 10g，栀子 10g，竹叶 10g，玉竹 10g，远志 10g，甘草片 10g。7 剂，水煎服，每日 1 剂，早晚温服。

2023 年 7 月 13 日二诊：患者诸症减轻，夜寐安好，守原方继服 7 剂而愈。

按语：本例患者反复失眠 1 个月余，曾服西药治疗，未见缓解，王立忠教授认为该患者以阴血亏虚、阴虚内热、阴不敛阳为主。不寐多由阴虚所致，而心主神，肝藏魂，从脏腑立论则多责之心与肝。《古今名医方论》云："心者主火，而所以主者，神也。神衰则火为患，故补心者，必清其火而神始安。"故治宜滋阴清热、清心安神，选方为王立忠教授自拟方清心安神汤加减。方中生地黄、莲子心，清心泻火、凉血和营；竹叶、栀子导热下行；茯神、远志安神定志；琥珀镇静安神；百合、麦冬、淡豆豉清心除烦安神，合玉竹增强润肺滋阴清热之功；五味子收心液；甘草调和诸药。"阳气尽，阴气盛，则目瞑；阴气尽而阳气盛，则寤矣"，今患者 71 岁，阴气渐衰，"昼不精，夜不瞑"，故治当滋阴清热以镇心安神。按上述思路进行治疗，故能获得良效。

病案 2

张某，女，56 岁，公务员，郑州市人，2023 年 9 月 10 日初诊。

主诉：睡眠差 4 年，加重 1 周。

现病史：患者近 4 年无明显诱因出现睡眠差，入睡困难，多梦易醒，早醒，醒后再难入睡，心烦不安，情绪低落，近 1 周来症状加重，遂来就诊。刻诊：患者入睡困难，多梦，易醒，醒后再难入睡，心烦不安，情绪低落，手足心热，口舌糜烂，手麻，纳可，二便调，舌质红、舌尖甚，苔薄黄，脉细数。

中医诊断：不寐。

辨证：心火炽盛。

治法：清心除烦，养血安神。

方药：清心安神汤加减。

百合 30g，生地黄 10g，麦冬 12g，茯神 15g，琥珀 3g（冲服），莲子心 3g，灯心草 6g，桑枝 30g，栀子 10g，竹叶 10g，远志 10g，木瓜 30g，鸡血藤 30g，甘草片 10g。7 剂，水煎服，每日 1 剂，早晚温服。

2023 年 9 月 17 日二诊：患者服药后睡眠改善，手麻诸症稍有缓解，余未诉明显不适，纳可，舌质红、舌尖甚，苔薄黄，脉细数。方药在初诊方基础上，将木瓜改为 45g、莲子心改为 6g，加炒白芍 20g。10 剂，每日 1 剂，煎服法同上。

按语：《灵枢·大惑论》中言："卫气不得入于阴，常留于阳。留于阳则阳气满，阳气满则阳跷盛，不得入于阴则阴气虚，故目不瞑矣。"失眠的病机总纲为阳不入阴，阴阳失调。心肾为水火之脏，在生理状态下，肾水上济于心，使心火不致偏盛，心火下交于肾，肾水才得以温煦。如禀赋不足，房事过劳，或久病肾亏，以致肾阴不能上承于心，水不济火，而心阳独亢；或五志过极，心火内炽，心火不能下交于肾，火不交水，而肾阴独沉。肾阴虚则志伤，心火盛则神动，心肾失交，而神志不宁，则不寐。失眠日久，心血、心阴耗伤，心神不养，加重失眠；阴血耗伤，筋脉失于濡养，则出现手麻。治以清心安神、交通心肾、养血除烦。方中生地黄、莲子心、灯心草，清心泻火、凉血和营；竹叶、栀子导热下行；茯神、远志安神定志；琥珀镇静安神；百合、麦冬清心除烦安神；桑枝、木瓜、鸡血藤，祛风湿、通经络、养血柔筋以治疗手麻；甘草调和诸药。诸药相伍，标本兼治，养中兼清，补中有行，共奏养血安神、清心除烦之效。

病案 3

袁某，男，35 岁，职员，郑州市人，2023 年 10 月 9 日初诊。

主诉：入睡困难 1 个月，加重 3 天。

现病史：患者 1 个月前因熬夜出现入睡困难，多梦易醒，近 1 周入睡困难症状加重，夜间烦热，遂来就诊。刻诊：患者入睡困难，多梦易醒，五心烦热，头晕，精神疲倦，口干，纳尚可，夜尿频，大便正常，面色稍红，舌尖红，苔少，脉细数。

中医诊断：不寐。

辨证：心火炽盛。

治法：滋阴清心安神。

方药：清心安神汤加减。

百合 30g，生地黄 10g，麦冬 12g，茯神 15g，琥珀 3g（冲服），莲子心 3g，灯心草 6g，栀子 10g，连翘 12g，竹叶 10g，远志 10g，金樱子 10g，甘草 10g。7 剂，水煎服，每日 1 剂，早晚温服。

2023 年 10 月 16 日二诊：患者入睡困难改善，夜寐 5～6 小时，头晕、心烦减轻，仍手足心热、夜尿频，方药以前方为基础，加金樱子至 20g，续服 7 剂。

2023 年 10 月 23 日三诊：患者烦热、疲乏较前明显改善，入睡好转。嘱患者口服六味地黄丸以安后效，调整作息，尽量早睡，适当运动，可配合八段锦疏通经络。2 个月后随访，患者诉病已告愈，睡眠如常。

按语：此案不寐的成因，在中医上可归结于"肾阴虚、心火旺"，阴阳失交是其发生的主要病机。本病案患者长期熬夜，暗耗肾阴，肾水亏虚，不能上济于心，心火炽盛，不能下交于肾。水火不能相济，阴阳失调故发为本病。肾阴亏虚，虚火灼津故见五心烦热、口干；心火炽盛，阳不入阴故见情绪烦躁、入睡困难。治当滋阴降火，清心安神。正如《素问》所言："升已而降，降者谓天；降已而升，升者谓地。天气下降，气流于地；地气上升，气腾于天。故高下相召，升降相因，而变作矣。"如此句所言，天地万物协调发展，需靠自然阴阳、水火的正常协调升降。受天人合一思想的影响，以此可以类推，人的自身健康也需内在阴阳、水火的正常协调升降。故治疗上，应泻心火、滋肾阴、交通心肾。选方为王立忠教授自拟方清心安神汤，方中生地黄、莲子心、灯心草、连翘，清心泻火、凉血和营；竹叶、栀子导热下行；茯神、远志安神定志；琥珀镇静安神；百合、麦冬清心除烦安神；金樱子滋肾阴，使肾水上济于心，正所谓"阴不足，以甘补之"；甘草调和诸药。诸药共用，心肾交合，水火既济，共奏滋阴泻火、交通心肾之功，则心烦自除，夜寐自安。

病案 4

张某，女，48 岁，郑州市人，2023 年 11 月 12 日初诊。

主诉：心烦易怒，入睡困难 2 年。

现病史：患者自述心烦易怒，失眠 2 年，每晚睡眠时间不足 2 小时，且入寐困难，多梦。患者病发后，每晚睡前服用地西泮，其药量已由开始的 1 片增至 2 片，并被某医院诊断为更年期综合征，治疗后效果不佳，遂来就诊。刻诊：患者心烦不寐，眩晕，常伴心悸，五心烦热，手心汗出多，口干咽燥，便秘，舌红少苔，脉细数。

中医诊断：不寐。

辨证：心火炽盛。

治法：滋阴泻火，清心安神。

方药：黄连阿胶汤合清心安神汤加减。

黄连 10g，阿胶 10g（烊化），白芍 15g，黄芩 10g，鸡子黄 2 枚（冲服），百合 30g，生地黄 10g，麦冬 12g，茯神 15g，琥珀 3g（冲服），栀子 10g，远志 10g，连翘 12g，竹叶 10g，甘草 10g。5 剂，水煎服，每日 1 剂，早晚温服。并嘱患者停服西药。

2023 年 11 月 17 日二诊：服上方后，患者睡眠、心烦明显改善，每晚能睡 5～6 小时，且夜梦减少，原方续服 10 剂，睡眠恢复正常，其余症状均已消失。

按语：患者年近五旬，肝肾渐亏，肾水不足，不能制火，心火亢盛，发为此病。黄连阿胶汤具有养阴泻火、益肾宁心的功效，主治少阴病之不寐，症见心中烦，不得卧。方中黄连泻心火，阿胶益肾水，黄芩佐黄连，则清火力大；芍药佐阿胶，则益水力强；妙在鸡子黄，能滋肾阴，养心血而安神。数药合用，则肾水可旺，心火可清，心肾交通，水火既济，诸症悉平。考虑患者心烦不寐、心悸，故亦合用清心安神汤以清热除烦，该方中的连翘能清泻心火、凉血和营；竹叶、栀子引热下行；茯神、远志宁心安神；琥珀镇惊安神；百合、麦冬清心除烦以安神；生地黄润肠通便；甘草既能补虚，又能调和诸药。诸药相伍，全方共奏滋阴降火、清心安神之效。

病案 5

李某，女，68 岁，退休，郑州市人，2023 年 10 月 23 日初诊。

主诉：入睡困难、心烦不安 1 周。

现病史：患者 2 周前感冒、发热，经治疗 1 周后感冒已好，但出现入睡困难，夜卧不安，心烦不寐，甚则彻夜难眠，颧赤唇红，口干欲饮。刻诊：患者入睡困难，夜卧不安，心烦不寐，甚则彻夜难眠，颧赤唇红，口干欲饮，神疲倦怠，舌尖红痛，大便稍干，小便短赤，舌质红，苔薄黄，脉弦细数。

中医诊断：不寐。

辨证：热入气分，心火炽。

治法：清热生津，安神定志。

方药：竹叶石膏汤合清心安神汤加减。

竹叶 10g，石膏 30g，党参 20g，半夏 9g，百合 30g，生地黄 10g，麦冬 12g，茯神 15g，琥珀 3g（冲服），莲子心 3g，灯心草 6g，栀子 10g，连翘 12g，远志 10g，淡豆豉 10g，甘草 10g。5 剂，水煎服，每日 1 剂，早晚温服。

2023 年 10 月 28 日二诊：服上方后，患者睡眠、心烦明显改善，舌尖红痛，小便短赤消失，仍颧赤唇红，口稍干，原方续服 5 剂，诸症消失。

按语：患者为老年女性，外感后邪热残留，入于气分，高热虽除，但余热未清，致心火亢盛，热扰心神，故夜卧不安，心烦不寐，甚则彻夜难眠；颧赤唇红、口干欲饮、神疲倦怠等皆是气阴耗伤之兆；舌尖红痛，小便短赤，为兼有心火之征。气分余热宜清，气津两伤宜补，治当清热生津、益气和胃，故选用清补兼顾的竹叶石膏汤为主方。方中竹叶配石膏清透气分余热，清心、除烦、止渴为君，党参配麦冬补气养阴生津为臣，半夏降逆和胃以止呕逆为佐，甘草和脾养胃以为使。考虑患者心烦不寐，甚则彻夜难眠，故合清心安神汤以清热除烦，该方为王立忠教授自拟方，全方清热与益气养阴并用，祛邪扶正兼顾，清而不寒，补而不滞，能使热清神安，气津得复，失眠自愈。

病案6

赵某，女，42岁，2019年6月28日初诊。

主诉：入睡困难2年余。

现病史：患者平素喜食辛辣，2年来常入睡困难，易醒，每日仅入睡1～2小时，甚则彻夜不寐，寐则做梦，白天神疲乏力，曾服中药和地西泮治疗1年，效果不佳。刻诊：患者入睡困难，易醒，每日仅入睡1～2小时，甚则彻夜不寐，伴头热，头痛，口干苦，口臭，齿衄，时泛酸，胃脘疼痛，大便干，2～3天一行，白天神疲乏力，面赤，舌淡红，苔薄黄，脉细数。

中医诊断：不寐。

辨证：心火内盛、阴不敛阳。

治法：清心泻火，滋阴安神。

方药：清宫汤合枳实芍药散、甘麦大枣汤加减。

连翘10g，莲子心3g，竹叶10g，麦冬30g，玄参15g，炒枳实12g，生白芍30g，怀牛膝10g，夏枯草10g，陈小麦30g，生甘草3g。20剂，每日1剂，水煎取汁400mL，早晚分服。嘱其畅情志，忌忧愁郁怒，勿饮酒、浓茶及咖啡等，忌食辛辣油腻之品，劳逸适度。

2019年7月9日二诊：患者服药10剂后，睡眠即明显改善，每夜可睡3～4小时，自述"如吃了安眠药一样睡得踏实"。患者吃完20剂后停药，3个月后随访，睡眠一直较佳。

按语：本案患者素嗜辛辣，滋生内火，火灼心阴，致心阴耗损，阴火炽盛。心属火，木生火，故心火、肝火往往同时并存。长期不寐易暗耗人体之精气血，致机体阴阳始终不能达到阴平阳秘之平衡状态，虚阳亢奋，虚火内生，进一步损伤阴津，尤以损伤五脏阴液为主，形成"脏阴虚—不寐—伤脏阴"之恶性循环。入睡困难、头热、头痛，为心火、肝火上扰心神及脑窍所致，口干苦、齿衄、口臭、大便干、苔薄黄、脉细为胃热阴伤之征。本案患者阴虚心火旺，治疗宜清心泻火、滋阴安神。方中连翘、莲子心、竹叶清心泻火；玄参、麦冬、怀牛膝滋阴；生白芍养肝；夏枯草清肝；炒枳实理气；小麦味甘、性凉归心经，能清心除烦；生甘草调和诸药。诸药合用，使火去热清，阴液得复，心神得养，失眠自愈。医嘱旨在辨证调护，预防疾病复发或加重。

八、痰火扰神型

病案 1

孙某，男，33 岁，2019 年 5 月 13 日初诊。

主诉：入睡困难、头晕心烦半年余。

现病史：半年前，患者因家人突患重病去世，精神受到严重刺激，惊惧不安，整日不眠，服用地西泮后可睡 2～3 小时，睡中噩梦频频，醒后精神困惫，痛不欲生。其曾服用归脾汤、酸枣仁汤、黄连阿胶鸡子黄汤、血府逐瘀汤、温胆汤等中药，终无显效。刻诊：患者入睡困难，夜不能寐，神情疲惫，面色暗滞，惊惧不安，头脑昏沉，心烦口苦，胸闷气短，肩臂酸沉，小便短黄，大便干，舌质红，苔黄腻，脉沉滑。

中医诊断：不寐；西医诊断：顽固性失眠。

辨证：肝胆气郁，痰火扰心。

治法：疏肝解郁，清化痰热，镇心安神。

方药：柴胡加龙骨牡蛎汤加减。

柴胡 21g，黄芩 10g，法半夏 18g，党参 10g，大黄 9g，桂枝 5g，茯苓 15g，生龙骨 30g（先煎），生牡蛎 30g（先煎），珍珠母 30g（先煎），丹参 15g，夏枯草 10g，甘草 6g，大枣 5g（切开）。14 剂，每日 1 剂，水煎取汁 400mL，早晚分服。嘱其畅情志，忌郁怒，忌食辛辣油腻之品，并配合心理疏导。

2019 年 5 月 27 日二诊：患者服中药后，不服用地西泮每晚可睡 1～2 小时，然仍噩梦纷纭，余症减轻，舌质偏红，苔黄腻，脉沉滑。效不更法，守原方加酸枣仁 30g 以养血安神。28 剂，煎服法同上。

2019 年 6 月 24 日三诊：患者睡眠基本正常。随访半年，患者每晚基本能入睡 5 小时以上。

按语：本案患者因亲友重病去世，精神受到刺激，突受惊吓，气机逆乱，情志刺激引起肝失疏泄、气不布津，津液运行失常，凝而为痰，蕴久化火，痰火扰乱心神，故失眠、惊悸等诸症蜂起。神情疲惫、面色暗滞、头脑昏沉、心烦口苦、胸闷气短、肩臂酸沉、小便短黄，为肝郁气滞、痰热内阻所致。舌质红、苔黄腻、脉沉滑为痰热之征。痰火扰心为最常见病机，故治疗当以疏肝解郁、清化痰热、镇心安神为法，方选柴胡加龙骨牡蛎汤加减。方中柴胡、黄芩、大黄、夏枯草疏肝清热；龙骨、牡蛎、珍珠母、潜阳安神、化痰除饮；半夏、茯苓化痰祛湿；党参、桂枝、大枣健脾益气，既防肝木之乘土，又解痰湿之困脾；丹参化瘀除滞。方证对应，效果显著，后加酸枣仁安神定惊。本方契合病机，故不专治失眠而使失眠自愈。本案提示，临证施治既要辨别病性，又要辨清病之轻重，才有望获得良效。

病案 2

李某，女，35 岁，郑州市人，2023 年 2 月 1 日初诊。

主诉：入睡困难伴多梦易醒、醒后难以入睡 4 个月。

现病史：患者 4 个月前无明显诱因出现入睡困难，多梦易醒，醒后难以入睡，平均每晚睡眠时间不足 4 小时，常服用艾司唑仑治疗，白天精神不振，头部昏沉不适，郁郁寡言，心神恍惚，神疲乏力。刻诊：患者入睡困难，时有心悸，白日精神萎靡，头部昏沉不适，郁郁寡言，心神恍惚，神疲乏力，烦躁，口苦，口干，尿黄，大便黏滞不畅，舌红，苔黄腻，脉弦滑。

中医诊断：不寐。

辨证：痰热内扰，心神不宁。

治法：清热化痰，养肝益心。

方药：黄连温胆汤合甘麦大枣汤加减。

黄连 6g，黄芩 6g，竹茹 10g，陈皮 12g，清半夏 10g，浮小麦 60g，大枣 5 枚，炙甘草 12g。7 剂，水煎服，每日 1 剂，分早晚 2 次温服。

2023 年 2 月 9 日二诊：服上方后，患者入睡较前稍易，未服用镇静催眠药物，睡眠时间已延长至 4 ～ 5 小时，心悸、烦躁症状较前减轻，续用上方 7 剂，水煎服，每日 1 剂，分早晚 2 次温服。

2023 年 2 月 17 日三诊：患者病情明显好转，入睡较前容易，睡眠时间约为 6 小时，心悸、烦躁等症减轻，效不更方，继续服用上方 20 余剂后痊愈。

按语：中医学认为，不寐的根本病机为心神不安，病位在心。心为君主之官，赖血养之，又易受邪扰。若痰热扰心，则导致心神不安，神不守舍而病不寐，正如《景岳全书》云："不寐证虽病有不一，然唯知邪正二字则尽之矣，盖寐本乎阴，神其主也，神安则寐，神不安则不寐。"肝为心之母，主情志，可疏泄气机，藏血以养心，情志内伤，肝气郁结，气血枢机不利，欲伸而不能达，内扰神志，魂不安则病不寐也。肝藏血，血能养心，火热伤阴耗血，或思虑过度，阴血暗耗，或体虚血少，以致肝阴不足，肝血亏虚，心脉失养，则神不守舍，亦不成眠。由此可见，心肝二脏在不寐的发病过程中起着至关重要的作用。此例患者，因痰热扰神而致不寐，日久情志失常，肝失疏泄，郁而化火，继则进一步影响心神，形成恶性循环。故用黄连温胆汤合甘麦大枣汤清热化痰，养肝益心。方中黄连、黄芩苦寒直折，清心肝之热邪；竹茹、陈皮、半夏燥湿祛痰，使痰热去而心神得安。不寐日久，肝气郁结，肝失所养，则产生郁郁寡言、心神恍惚之症，故合用甘麦大枣汤养肝益心。全方合用，共奏清热化痰、养肝益心之效，临床应用取得良效。

病案 3

陈某，女，51 岁，职员，2018 年 8 月 13 日初诊。

主诉：入睡困难伴心烦、焦虑不安 1 个月余。

现病史：1 个月前，患者因家庭原因导致情绪波动，出现心烦、焦虑不安，有时有恐惧感，入睡困难，多梦，纳食差，胃脘胀满，舌质暗红，苔黄腻，脉弦滑，BP 为 150/90mmHg。刻诊：患者神志清，精神欠佳，平素易怒，焦虑，入睡困难，多梦，纳食差，胃脘胀满，胸闷，二便可，舌质暗红，苔黄腻，脉弦滑。

中医诊断：不寐；西医诊断：失眠。

辨证：痰热内扰。

治法：清热化痰，和中安神。

方药：黄连温胆汤合保和丸加减。

陈皮 10g，竹茹 12g，茯苓 15g，炒莱菔子 15g，麸炒枳实 10g，姜厚朴 12g，连翘 15g，炒麦芽 20g，炒鸡内金 20g，炒山楂 15g，黄连 8g，甘草 6g，北柴胡 10g，白芍 10g，佛手 10g，合欢皮 20g，柏子仁 15g。7 剂，水煎服，每日 1 剂，早晚分服。

2018 年 8 月 23 日二诊：患者服上药后，心烦、焦虑不安缓解，纳食可，胃脘胀满减轻，仍有入睡困难、多梦，舌质暗红，苔白腻，脉弦。守上方，去厚朴、莱菔子，加远志 10g、首乌藤 30g、珍珠母 30g。继服 14 剂后，患者病情明显好转。

按语：该患者不寐是由情志不遂，肝胆失于疏泄，气郁生痰，痰浊内扰，胆胃不和所致。胆为清净之腑，胆为邪扰，失其宁静，则易惊恐，心烦不寐，夜多异梦；胆胃不和，胃失和降，则见纳食差，胃脘胀满。治以清热化痰，和中安神，以黄连温胆汤合保和丸加减，加柴胡、佛手、白芍，疏肝理气、滋养肝阴。方中枳实、厚朴能畅中焦气机，气郁生痰，痰阻气郁，形成恶性循环，故须注重调气的重要性。二诊时，患者心烦、焦虑减轻，仍多梦、入睡困难，故加远志、首乌藤、珍珠母镇静宁心安神。

病案 4

顾某，男，43 岁，公务员，郑州市人，2023 年 1 月 13 日初诊。

主诉：入睡困难、多梦易醒 1 个月，加重 3 天。

现病史：1 个月前，患者因工作压力大出现入睡困难，梦多易醒，醒后难寐，口服阿普唑仑片后，可睡 2～3 小时。3 天前，患者出差后入睡困难加重，口服阿普唑仑片后效果不佳，遂来就诊。刻诊：患者入睡困难，梦多易醒，醒后难寐，晨起口黏，痰多，自觉咽中如物阻，时感胸闷，心悸胆怯，舌红苔腻，脉弦滑。

既往史：患者有饮酒史 10 年，每周半斤。

中医诊断：不寐。

辨证：痰热扰神。

治法：清热化痰安神。

方药：温胆汤合半夏厚朴汤加减。

竹沥 15g，法半夏 15g，陈皮 10g，茯苓 20g，生甘草 5g，姜竹茹 10g，炒枳壳 10g，厚朴 10g，生姜 10g，紫苏叶 6g，葛根 15g，焦神曲 15g。7 剂，每日 1 剂，水煎服，每日 2 次。嘱其忌食辛辣刺激油腻之品，戒酒，调摄情志。

2023 年 1 月 20 日二诊：患者服药后咽中梗阻感消失，痰已少，眠差改善，睡中醒来可继续入睡，胸闷，心悸，偶感腹中作胀，舌红苔薄腻，脉滑。在初诊方基础上加佛手片 6g，薏苡仁 30g，继服 7 剂，水煎服，每日 1 剂，早晚温服。患者续服 7 剂后痊愈。

按语：《素问·逆调论》云："胃不和则卧不安。"温胆汤为治疗痰热扰神所致失眠之良方。胆为清净之府，喜疏泄升发而恶抑郁。胆不和则易气郁生热，炼液成痰，痰随气升，痰热内伏，阳不入阴，则虚烦不得眠；痰热上扰，心神不宁，则惊悸不安，睡中易醒。嗜酒则生痰，痰湿困脾，胃中痰热搏结，清净不能，则心悸胆怯不得眠。痰阻咽中，气行不畅如物梗阻。本案以温胆汤祛痰开窍、和胃利胆、定惊安神，佐以半夏厚朴汤，入肺宣气，涤痰散结，疗咽中梗阻。王立忠教授临证常以焦神曲、葛根配伍应用，解酒护肝，醒酒健胃。二诊时，加佛手以行气开郁豁痰、疏肝悦脾，薏苡仁化湿和胃，总以和胃安神为旨。诸方合用，令气畅痰消、胆和神安而获良效。以温胆汤加减疗痰热内扰所致"胃不和"之不寐，则清热除烦而无苦寒败胃之弊，温清并用，痰热去，心胆安，因获效验。

病案 5

郭某，男，42 岁，职员，郑州市人，2023 年 10 月 20 日初诊。

主诉：入睡困难、多梦易醒 1 年，加重半月。

现病史：患者 1 年前无明显诱因出现入睡困难，常辗转反侧数小时不能入睡，入睡易醒、多梦，伴有烦躁，口中黏腻，平素嗜食肥甘。刻诊：患者入睡困难，入睡易醒、多梦，烦躁，伴有头晕，胸闷脘痞，痰多、色黄、质黏，呕吐痰涎，头昏沉，目眩，舌质偏红，苔黄腻，双脉滑。

中医诊断：不寐。

辨证：痰火上扰。

治法：清热化痰安神。

方药：黄连温胆汤加减。

黄连片 10g，陈皮 10g，法半夏 15g，枳实 10g，姜竹茹 10g，茯苓 15g，茯神 15g，全瓜蒌 12g，天竺黄 10g，龙齿 15g（先煎），牡蛎 20g（先煎），甘草片 10g，大枣 12g。7 剂，每日 1 剂，水煎服，每日 2 次。嘱其忌食辛辣刺激油腻之品，戒酒，调摄情志。

2023 年 10 月 28 日二诊：服上方 7 剂后，患者烦躁减轻，入睡较前容易，但觉脘腹胀满，上方加焦三仙（焦山楂、焦神曲、焦麦芽）各10g、莱菔子 10g，再服 7 剂，每日 1 剂，水煎服，每日 2 次。

2023 年 11 月 6 日三诊：患者病情明显好转，入睡较易，睡眠安好。嘱其清淡饮食，少食肥甘厚味。患者续用上方 7 剂后痊愈。

按语：此例患者证属痰火上扰，使用黄连温胆汤后获效。黄连温胆汤出自《六因条辨》，对于胸闷脘痞、心烦、痰多、口中黏腻、嗳气、纳呆、恶心甚则呕吐、舌质偏红、舌苔黄腻的失眠患者，可用本方治疗。方中法半夏降逆和胃，燥湿化痰；枳实行气消痰；竹茹清热化痰，止呕除烦；陈皮理气燥湿化痰；茯苓健脾渗湿消痰；黄连清热燥湿，泻火解毒；茯神宁心安神；全瓜蒌清热涤痰；天竺黄清热豁痰，清心定惊；龙齿、牡蛎平肝潜阳，重镇安神；甘草、大枣益脾和胃，以绝生痰之源。本方制方精当，药专力宏，若病机与痰、浊、湿、热相关，拘其法而不泥其方，随证加减，可获良效。

病案 6

孙某，男，52 岁，许昌市人，2023 年 2 月 8 日初诊。

主诉：入睡困难伴头昏乏力 10 余年，加重 1 周。

现病史：患者自诉 10 余年来因工作劳累，饮食不规律，夜间入睡困难，睡则多梦易醒，平素头昏，心烦，胸闷，疲倦，乏力，纳差，平素嗜食肥甘，形体肥胖，入睡困难情况近 1 周加重。刻诊：患者入睡困难，多梦易醒，心烦，伴有头晕、乏力、胸闷、纳差、二便调、舌红、苔黄腻、脉弦。

既往史：患者有糖尿病病史 5 年，口服盐酸二甲双胍，空腹血糖控制在 7.5 ～ 10.5mmol/L。

中医诊断：不寐。

辨证：痰火上扰。

治法：清热除烦，化痰安神。

方药：黄连温胆汤加减。

陈皮 12g，半夏 9g，黄芩 12g，黄连 9g，栀子 9g，茯苓 12g，泽泻15g，白术 15g，枳壳 12g，竹茹 12g，远志 12g，合欢皮 20g，首乌藤

20g，炙甘草 6g。7 剂，每日 1 剂，水煎服，每日 2 次。嘱其忌食辛辣刺激油腻之品，调摄情志，适量运动，控制体重。

2023 年 2 月 15 日二诊：患者服药后头晕乏力较前减轻，眠差改善，睡中醒来可继续入睡，心烦，偶感胸闷，舌红，苔薄腻，脉弦。在初诊方中加佛手片 6g，莲子心 6g。7 剂，水煎服，每日 1 剂，早晚温服。患者续服 7 剂后痊愈。

按语：《素问·奇病论》曰："肥者令人内热，甘者令人中满。"《丹溪心法》曰："酒面无节，酷嗜炙煿……炎火上熏，脏腑生热。"过食肥甘厚味不宜消化，日久成积，湿食生痰，郁痰化热，扰动心神，则为失眠。此型患者多为壮年人，见于形体肥胖、嗜食膏粱厚味，以及工作压力大者，临床颇为常见。本方以黄连温胆汤加减，伴头晕者加泽泻、白术，加强健脾利湿，祛痰湿之标本；伴耳鸣者加磁石、珍珠母重镇潜阳；伴血压高者，加石决明；伴便秘者加大黄。因方证相合，故疗效甚佳。

病案 7

张某，男，45 岁，郑州市人，2023 年 3 月 20 日初诊。

主诉：入睡困难、心烦不安 1 个月，加重 5 天。

现病史：患者近 1 个月来无明显诱因出现入睡困难，甚则夜不能寐，服用西药镇静剂无效，病情日益加重，甚则彻夜不眠，心烦不安，患者自诉有癫病病史 10 余年。刻诊：患者入睡困难，甚则彻夜不眠，心烦，乏力，纳差，二便调，舌质淡红，舌苔薄白，脉细弦。

中医诊断：不寐。

辨证：痰火上扰。

治法：清热化痰安神。

方药：温胆汤加减。

制半夏 15g，朱茯苓 15g，橘红 6g，竹茹 9g，甘草 6g，枳壳 9g，炙远志 9g，酸枣仁 15g，琥珀粉 2.5g（另吞）。5 剂，每日 1 剂，水煎服，每日 2 次。嘱其忌食辛辣刺激油腻之品，调摄情志，适量运动。

2023 年 3 月 26 日二诊：患者服药 2 剂后，即能入睡，夜卧 5 小时，但尚易醒，多梦善惊。原法继进，上方去琥珀，加龙骨 20g（先煎），以资巩固。7 剂，水煎服，每日 1 剂，早晚温服。患者续服 7 剂后基本痊愈。

按语：该患者求诊时自述有多年癔病史，癔病属于神经症范围，它没有器质性病变，但出现精神、神经系统症状，临床表现多种多样。中医认为其与七情失调有关，忧思伤脾，脾主运化水湿，脾虚则失其健运，水谷不化为精微而生痰浊，酿成痰热，痰热扰乱心神而致心神不宁、夜不能寐、心烦不安。治疗当清热化痰安神，选用温胆汤加减。方以制半夏、茯苓、枳壳、橘红，健脾化痰、理气和胃；竹茹清热化痰；远志、酸枣仁养心安神；琥珀、龙骨镇静安神。本例患者，临床表现较为单纯，辨证依据不足。根据其有癔病病史、顽固性失眠的特征，且伴有心烦不宁而辨证为痰热扰神。此时，不必拘泥于舌苔。痰热之间偏重于痰，兼有热象，故未用黄连等清热药，仅用竹茹轻清宣化。

病案 8

雷某，男，75 岁，退休职工，郑州市人，2023 年 5 月 15 日初诊。

主诉：入睡困难、多梦易醒 2 个月余。

现病史：患者无明显诱因失眠 2 个月余，每夜入睡难，易醒，睡眠时间不足 2 小时，多梦，伴心悸，心慌。刻诊：患者入睡困难，多梦易醒，伴心悸，心慌，头昏沉，目眩，口苦，大便干，舌质淡红，苔黄腻，脉沉细。

中医诊断：不寐。

辨证：痰火上扰。

治法：清热化痰，镇心安神。

方药：柴胡合温胆汤加减。

柴胡 15g，竹茹 10g，枳实 10g，茯苓 30g，栀子 10g，法半夏 10g，夏枯草 10g，远志 10g，酸枣仁 15g，柏子仁 10g，龙齿 30g（先煎），虎杖 10g，珍珠母 30g（先煎），生地黄 20g。7 剂，水煎服，每日 1 剂，早晚温服。

2023 年 5 月 23 日二诊：患者入睡困难情况较前好转，口苦减，凌晨 3 点左右易醒，多梦，心慌，大便可，舌质暗红，苔黄腻，脉沉细弦。调整处方为柴胡 10g，竹茹 10g，枳实 10g，茯苓 30g，栀子 10g，半夏 10g，夏枯草 10g，远志 10g，酸枣仁 15g，柏子仁 10g，龙齿 30g（先煎），生地黄 20g，炙甘草 10g。共 7 剂，水煎服，每日 1 剂，早晚温服。

按语：王立忠教授认为，失眠多与心、肝、脾、肾相关，大体上说，心主神、脾主思、肝主谋虑、胆主决断，失眠多从虚、瘀、痰、火入手，实者多从心肝火旺治疗，虚者多从心脾肾亏入手。此患者心悸，心慌，失眠，多梦，大便干，苔黄腻，凌晨1～3点为十二经气血流注肝经之时，肝主藏魂，兼见口苦，为肝胆经痰热内蕴，肝火上扰心神，以致心神不宁，发为多梦。治当清热化痰，清心安神。故以柴胡合温胆汤疏肝化痰热，虎杖清热通便，生地黄、栀子清心火，茯苓、远志宁心神，龙齿、珍珠母镇心安神，半夏、夏枯草交通阴阳。诸药合用，切中病机，疗效显著。

病案 9

赵某，女，53岁，务农，2023年7月9日初诊。

主诉：入睡困难、多梦易醒5余年，加重半月。

现病史：患者5余年来经常入睡困难，睡眠时间一般为3～4小时，且易醒，多梦，近半月加重，仅能睡1～2小时，烦躁易怒，间断治疗，症状时轻时重，遂来求诊于王立忠教授。刻诊：患者入睡困难，多梦易醒，烦躁易怒，纳食不佳，胸脘满闷，二便调，舌质红，苔黄厚腻，脉滑数。

中医诊断：不寐。

辨证：痰火上扰。

治法：清热化痰，健脾滋阴安神。

方药：黄连温胆汤加减。

黄连9g，竹茹12g，陈皮12g，法半夏20g，茯神12g，枳壳10g，石菖蒲10g，木香10g，炒白术10g，炙甘草6g，丹参10g，肉桂6g，龟甲9g，柴胡12g，女贞子20g，煅牡蛎30g（先煎）。7剂，水煎服，每日1剂，早晚温服。

按语：患者舌红，苔黄厚腻，脉滑数，均为痰热表现。患者纳差，为脾虚湿困，湿邪蕴久化热，炼而为痰，痰热扰神，故失眠。方予黄连温胆汤加减。入睡困难，加煅牡蛎重镇安神，使阳入于阴而能睡；加肉桂，与黄连相配伍，交通心肾，清火安神；柴胡疏肝理气；龟甲、女贞子滋阴潜阳。患者失眠日久，久病必有瘀，且痰性黏滞，阻碍气机，故予枳壳、陈皮、丹参理气活血，意为调畅气机，气行则水行，水行则痰化。脾为生痰之源，故加木香、白术，健脾化湿、补益正气以防病情反复。

病案 10

张某，女，42岁，2019年5月6日初诊。

主诉：间断性入睡困难10余年，加重1个月。

现病史：患者10年来无明显诱因出现经常不寐，寐则入梦，间断治疗，效果不佳，近1个月病情加重，甚则彻夜不眠，自述口服艾司唑仑2～3片仍难以入睡，平素内热偏盛，经常上火。刻诊：患者入睡困难，甚则彻夜不眠，伴心烦急躁欲哭，入眠时易惊颤而醒，口干口苦，耳鸣，纳食差，大便干，小便黄，舌质红，苔薄黄，脉细。

中医诊断：不寐；西医诊断：顽固性失眠。

辨证：阴虚火旺，夹痰内扰。

治法：滋阴清热，化痰安神。

方药：百麦安神汤加减。

百合30g，生地黄20g，麦冬30g，炒酸枣仁30g，茯神10g，灯心草2g，竹叶10g，胆南星6g，生龙骨30g（先煎），生牡蛎30g（先煎），陈小麦30g，甘草6g，大枣5g（切开）。24剂，每日1剂，水煎取汁400mL，早晚分服。嘱其畅情志，适劳逸。

2019年6月5日二诊：患者服上方后，睡眠有所改善，不服安眠药已能入睡3～4小时，心烦、口干苦、耳鸣均减轻，二便调，舌质红，苔薄黄腻，脉细。守上方，加玄参12g。24剂，煎服法同上。后又在此方基础上略为加减治疗1个月余后，病告愈。

按语： 本案患者年逾四旬，阴气自半，加之脏阴亏虚，痰火内伏，神不守舍，魄不归位，魂不潜藏导致不寐。口干口苦、耳鸣、大便干、小便黄、舌质红、苔薄黄、脉细均为阴虚火旺之征。百麦安神汤能滋阴清热、化痰安神。方中百合、生地黄、麦冬、炒酸枣仁，养心肺之阴、清心肺虚火、除烦安神；胆南星、茯神，可清热化痰、定惊安神，祛内伏之痰火；灯心草、竹叶，能清心火、除烦安神；小麦、甘草、大枣，养心脾、润脏躁；生龙骨、生牡蛎，平亢奋之阳、镇潜安神。二诊时，在初诊方基础上加玄参以增强养阴清热之力。全方共奏滋阴清热、化痰安神之功，故治疗

第七章 典型验案分析

顽固性失眠属阴虚火旺夹痰者，多获良效。

病案 11

刘某，男，54 岁，郑州市人，2013 年 6 月 1 日初诊。

主诉：入睡困难、早醒 3 年。

现病史：3 年前，患者无明显诱因出现早醒，醒后辗转反侧，难以入眠，且伴乏力烦躁、时觉头目不清，曾服用脑立清胶囊、舒眠胶囊等药物，效果不显。刻诊：患者神志清，精神尚可，入睡正常但易早醒，醒后辗转反侧，难以入眠，口干，纳食可，大小便可，乏力烦躁，时觉头目不清，舌红，苔厚略黄，脉弦细而滑。

中医诊断：不寐。

辨证：肝肾阴虚，痰火上扰。

治法：滋阴养血，清热祛痰，安神定志。

方药：百合地黄汤合甘麦大枣汤加减。

生地黄 12g，生白芍 12g，夏枯草 15g，枸杞子 12g，百合 30g，酸枣仁 30g，茯神 20g，炙远志 9g，黄连 6g，龙齿 20g，桑椹 30g，黑芝麻 30g，陈小麦 30g，甘草 12g，竹茹 10g。14 剂，每日 1 剂，水煎取汁 400mL，分 2 次服。服药后，患者诸症大减。

按语：盖寐本乎阴，神其主也，神安则寐，不安则不寐。其所以不安者，或由于邪气之扰，如痰火上扰、寒水凌心、食滞胃脘等；或由于营气不足，如心血、肝血不足，血少则神无所倚；或肾之阴水亏虚，肝木失养，肝阳亢盛，上扰神明。正如《冯氏锦囊秘录》所语："不寐、健忘两证，虽似心病，实多由乎肾虚也。"本案患者年近七八，为肝衰肾亏之龄，症见眠差、烦躁，舌红苔黄微腻，脉弦而滑，乃肝阴虚亏、痰火上扰之候。故以经方之百合地黄汤加白芍、桑椹、黑芝麻、枸杞子等滋阴柔肝；夏枯草、黄连、竹茹、远志清热祛痰；小麦、茯神、酸枣仁养心安神；龙齿甘凉，入心肝两经，安神定志。由于辨证用药精当，故效果显著。

病案 12

林某，女，52 岁，濮阳市人，2023 年 5 月 17 日就诊。

主诉：入睡困难、早醒 1 年余，加重 1 周。

现病史：患者 1 年前因生气后，出现心烦不寐，白日头晕昏沉，耳鸣，近半月症状加重，经当地中、西医治疗后，效果不佳，遂来就诊。刻诊：患者入睡困难，睡后易醒，醒后难以入寐，每晚仅能睡 2～3 小时，伴精神萎靡，头晕昏沉，耳鸣，口苦咽干，纳呆，神倦乏力，舌质红，舌苔白厚，脉弦滑。

中医诊断：不寐；西医诊断：神经衰弱。

辨证：肝郁痰扰，心神不宁。

治法：疏肝解郁，和中化痰，宁心安神。

方药：四逆散合温胆汤加味。

柴胡 10g，炒白芍 12g，炒枳实 10g，竹茹 10g，陈皮 9g，法半夏 20g，茯神 20g，夏枯草 15g，酸枣仁 30g，百合 30g，珍珠母 30g，紫石英 15g，甘草 6g。7 剂，每日 1 剂，水煎服。

2023 年 5 月 24 日二诊：患者服上方后能入睡 4 小时，头晕、耳鸣明显好转，纳食增加，舌质红，舌苔白稍厚，脉弦滑，药已中的，守方再进 7 剂。

2023 年 5 月 31 日三诊：患者再进服上方 7 剂后能睡 6 小时，且入睡较前快，余症皆愈，遂以院内制剂神衰胶囊调理善后，随访半年睡眠如常。

按语： 本案患者情志不畅，肝气不得疏泄，肝郁乘脾，脾失健运，聚湿生痰，痰郁化火，痰火扰心，心神不宁以致不寐；痰热上扰，清阳被蒙，故头晕昏沉；肝火循经上炎，故耳鸣、口苦咽干；肝郁乘脾，脾失健运，故纳呆；舌质红、舌苔白厚、脉弦滑均为肝郁痰扰之象。总之，本病辨证属肝郁痰扰，心神不宁。方中柴胡疏肝解郁，以顺肝性；白芍养肝血，柔肝体，帮助柴胡恢复肝正常的顺达之性。夏枯草，《本草纲目》引朱丹溪之言："此草夏至后即枯。盖禀纯阳之气，得阴气则枯。"半夏生当夏季之半，即夏至前后。夏至一阴生，为大自然阴阳交会之期。半夏与夏枯草相须为用，从阳引阴而使阴阳交会。茯神入心、脾二经，酸枣仁入心、肝二经，二者与百合合用有养肝宁心安神之功；珍珠母、紫石英镇心安神。半夏与竹茹相伍，一温一凉，化痰和胃；陈皮与枳实相合，亦为一温一凉，而理气化痰之力增，理气化痰以和胃，胃气和降则肝郁得舒；甘草调和诸药。诸药相配，共奏疏肝解郁、和中化痰、宁心安神之功。

病案 13

沈某，女，15 岁，学生，2018 年 3 月 24 日初诊。

主诉：入睡困难，口舌生疮 20 余天。

现病史：患者入睡困难，心烦，口疮疼痛较明显、局部色红，常口干苦，平素易上火，纳可，胃脘胀满，小便黄，大便干，舌质红，苔薄白，脉滑细，近 2 日外感后出现发热，服用抗病毒药，现体温正常。

中医诊断：不寐，口疮；西医诊断：失眠，口腔溃疡。

辨证：心脾积热，痰火扰神。

治法：清热除烦，和中定志。

方药：导赤散合保和丸加减。

淡竹叶 10g，生地黄 15g，通草 6g，莲子心 3g，连翘 15g，金银花 15g（后下），栀子 10g，麦冬 20g，蒲公英 20g，炒酸枣仁 30g，茯苓 15g，茯神 15g，陈皮 10g，竹茹 12g，炒莱菔子 15g，炒麦芽 20g，焦神曲 10g，夏枯草 15g，甘草 6g。7 剂，水煎服，每日 1 剂，早晚分服。

2018 年 4 月 1 日二诊：患者服上药后，口疮、失眠症状较前减轻，仍有脘腹胀满，舌质红，苔薄白，脉滑细。调整处方为陈皮 10g，茯苓 15g，炒莱菔子 15g，麸炒枳实 10g，姜厚朴 12g，炒麦芽 20g，焦神曲 10g，炒鸡内金 20g，炒酸枣仁 30g，茯神 15g，制远志 10g，金银花 15g（后下），连翘 15g，莲子心 5g，蒲公英 20g，甘草 6g，木香 10g，麦冬 15g，竹茹 12g。10 剂，煎服法同上。经随访，患者经过加减调理后痊愈。

按语：患者发热口干、口舌生疮、心烦失眠，故辨证为心脾积热、痰火扰神。患者因饮食不当，导致脾胃运化功能减弱，引起脾胃积热于里；加之感受外邪，外邪入里化热，导致心脾积热，痰火扰神，则见入睡困难、不寐；热邪内壅，气血凝滞，则出现口腔黏膜红肿热痛。治以清心脾积热，调理脾胃。故以导赤散清泻心火，加金银花、连翘、栀子、蒲公英清热解毒，以保和丸健脾和胃。方证相合，故患者很快痊愈。但该类患者一定要叮嘱其清淡饮食，少吃肥甘厚味、油炸食品。

病案 14

李某，女，63 岁，于 2018 年 3 月 15 日初诊。

主诉：入睡困难 10 余年。

现病史：患者 10 余年来长期服用艾司唑仑、阿普唑仑、氯硝西泮及多种安神药物，每夜间断入睡未超过 3 小时，且未能熟睡，闻声响即醒，患者深以为苦，多次于外院以顽固性失眠采取中、西医治疗均未见显效。诊见患者舌质暗红，舌边有瘀斑瘀点，舌苔滑腻，脉象弦滑。

中医诊断：不寐。

辨证：痰瘀化火，扰乱心神。

治法：化瘀消痰，养心安神。

方药：血府逐瘀汤加减。

当归 12g，生地黄 12g，柴胡 10g，赤芍 12g，桃仁 10g，红花 10g，酸枣仁 30g，首乌藤 30g，炙甘草 6g，丹参 15g，柏子仁 10g，黄连 6g，法半夏 30g。10 剂，每日 1 剂，水煎 2 次，日间及睡前各服 1 次。

2018 年 3 月 25 日二诊：患者已逐渐停用治失眠的西药，夜眠安静，睡眠时间可达 5 小时以上。患者气血得复，瘀阻得化，气机得畅，守方 10 剂以巩固疗效，后因其他疾病来诊，未再诉失眠之苦。

按语：患者经久罹患失眠之症，心情为之不畅，气机为之失调，结合舌质暗红、舌边有瘀斑瘀点、舌苔滑腻、脉象弦滑，考虑此为气血痰瘀互结之象，痰瘀阻滞经脉，心神失养。故用血府逐瘀汤加黄连、法半夏、酸枣仁、柏子仁、首乌藤等治疗。全方共奏活血化瘀、消痰通络、养心安神之功。此方妙在于活血化瘀的基础上重用一味法半夏燥湿化痰，佐以黄连清心安神，酸枣仁、柏子仁、首乌藤养心安神，使痰瘀除、心神安，标本兼顾而痼疾痊愈。

病案 15

张某，女，65 岁，2023 年 10 月 20 日初诊。

主诉：入睡困难、醒后难睡 2 年余。

现病史：患者自述近 2 年来入睡困难，易醒，醒后不易入睡，睁眼无力，平素易口干，纳食可，小便正常，大便不成形，右侧下肢疼痛，子宫脱垂，诊见其舌质淡红，舌体胖大，苔少，舌中部苔薄白，脉弦细滑，BP 为 170/90mmHg。

中医诊断：不寐。

辨证：痰瘀互阻，肝阳上亢。

治法：和中化痰，镇肝息风，养心安神。

方药：天麻钩藤饮加减。

明天麻 15g，钩藤 20g，地龙 20g，石决明 30g，栀子 10g，黄芩 15g，炒杜仲 20g，桑寄生 20g，益母草 20g，首乌藤 30g，陈皮 12g，法半夏 12g，茯神 30g，炒莱菔子 10g，焦山楂 15g，焦建曲 12g，丹参 20g，甘草 10g，生姜 3 片，大枣 5 枚（切）。10 剂，每日 1 剂，水煎取汁 200mL，分 2 次服。

2023 年 10 月 30 日二诊：患者服上药后，睡眠明显改善，仍睁眼无力，子宫脱垂觉好转，右侧下肢疼痛减轻，口干好转，BP 为 135/80mmHg，血压基本正常，舌暗红，舌体胖大，齿痕舌，苔白稍厚，脉弦滑。调整处方，在原方基础上加菊花 10g、酸枣仁 15g、葛根 20g、鸡血藤 30g。10 剂，每日 1 剂，水煎取汁 200mL，分 2 次服。

2023 年 11 月 11 日三诊：患者服上方后，睡眠佳，闭目稍有力，右侧下肢疼痛已不明显，口干消失，舌质红，舌体胖大，齿痕舌，苔白腻，脉弦滑。患者继续服用消痰通络丸以巩固治疗。

按语： 本案系痰瘀互阻、肝阳上亢之不寐。王立忠教授认为高血压与失眠是相互影响的，一方面血压高可以导致失眠，另一方面失眠也可以加重高血压，针对这一类患者，应在辨证论治的基础上以息风降压类中药为主，血压如果得到控制，失眠症状多有减轻或消失。方选天麻钩藤饮以平肝息风、清热活血、补益肝肾。方中明天麻、钩藤、石决明均有平肝息风之效；栀子、黄芩清热泻火，使肝经不致偏亢；益母草、丹参活血安神利水，配合杜仲、桑寄生能补益肝肾；茯神安神定志。患者大便不成形，子宫脱垂，舌体胖大，苔少，舌中部苔薄白，脉弦滑，乃是脾虚湿盛、中气下陷所致。治当健脾益气，升阳止泻。诸药合用则痰湿得去，脾气得健，肝阳得平，心神得养，故见效甚速。

九、阳虚失潜型

病案 1

杨某，女，72 岁，2020 年 12 月 2 日初诊。

主诉：入睡困难，多梦易醒 3 年余。

现病史：患者3年前无明显诱因出现入睡困难，多梦，易醒，醒后不能再寐，耳鸣如蝉，咳嗽时作，咯痰色白质稠，口干喜热饮，纳可，易汗，腰酸痛，下肢凉甚；小便点滴不畅，夜尿3次；大便日2～3次，质软，成形；舌质淡红，体胖大，边有齿印，苔薄黄腻，脉弦细。

既往史：患者有糖尿病、高血压病史。

中医诊断：不寐。

辨证：真阳下虚，虚火上浮，心肾失交。

治法：温肾潜阳，交通心肾。

制附片15g（先煎半小时），炮姜10g，炙甘草9g，炒白术15g，砂仁9g（后下），黄柏9g，煅龙骨、煅牡蛎各30g（先煎），炒酸枣仁20g，茯神15g，桂枝9g，磁石30g（先煎）。7剂，水煎服，每日1剂，分早晚服用。嘱患者晚上服药时，需睡前半小时凉服。忌生冷、黏滑、辛辣刺激、酸涩等食品。

2020年12月9日二诊：患者服药后睡眠明显好转，腰酸消失，耳鸣减轻，口干不显，咳嗽时作，咯痰减少，易自汗；小便量少不畅，大便日2次，质常；舌暗，边有齿印，苔白腻，脉弦细，但尺浮细。守法续进，将上方制附片改为20g（先煎半小时），炮姜改为15g，磁石改为45g（先煎）。7剂，将息如前法。

2020年12月16日三诊：患者服药后诸症减，纳可寐安，大便日3～4次，便后腹痛、腰痛，余无不适，舌淡红暗紫，苔薄白，脉浮大有根。守法续进，将首诊方制附片改为30g（先煎2小时），炮姜改为20g，炙甘草改为10g，并加骨碎补15g。7剂，将息如前法。

2021年12月23日四诊：患者自述睡眠已基本正常，诸症均见好转，故以上方出入续服，巩固疗效。

按语：患者证见一派肾阳虚衰之象，按仲景《伤寒论》少阴病提纲所述，当见"但欲寐"，但患者反失眠，只因肾水极寒，逼迫虚衰之真阳浮于上，阳不入阴，阴阳失交。故用此方温肾水，潜真阳，交通阴阳。又见患者腰痛明显，故加骨碎补以补肾强骨。因附子性大热，下焦寒极非此不能愈，但假热在上，热药热服则两热相争，格拒不纳，故热药凉服，骗过咽喉这一关。古人称此法为偷渡上焦，此亦属《黄帝内经》治则中的反佐法。

病案 2

崔某，女，23 岁，2021 年 2 月 17 日初诊。

主诉：入睡困难伴五心烦热 1 年。

现病史：患者 1 年前无明显诱因出现入睡困难，五心烦热，面色淡白，疲倦欲寐，气短少息，形寒怕冷，烦渴欲饮，入夜尤甚，唯喜热饮，纳香，情绪佳。其大便 1～2 日一行，质可；小便调；平素月经 28 日一潮，5 日净，量色质常，无血块，不痛经，末次月经时间为 2021 年 2 月 6 日；舌淡，苔薄白润，边有齿痕；左脉寸关弦滑，尺虚浮；右脉虚细。

中医诊断：不寐。

辨证：真阳下虚，虚火上浮，心肾失交。

治法：温肾潜阳，交通心肾。

处方：制附片 15g（先煎半小时），炮姜 10g，炙甘草 5g，生白术 15g，砂仁 9g（后下），黄柏 9g，生龙骨、生牡蛎各 30g（先煎），生龙齿 30g（先煎），炒酸枣仁 20g，茯神 15g，桂枝 9g。7 剂，水煎服，每日 1 剂，分早晚服用。嘱患者晚上服药时，须睡前半小时凉服。忌生冷、黏滑、辛辣刺激、酸涩等食品。

2021 年 2 月 24 日二诊：患者服药后睡眠改善，后因劳累过度，又有所复发，入睡稍困难，疲倦少气，口渴喜热饮，五心烦热，大便 2 日一行，质干，小便调。守法续进，将上方制附片改为 20g（先煎 1 小时），炮姜改为 12g。7 剂，如上方将息及禁忌。

2021 年 3 月 3 日三诊：患者自述服药后失眠仍有反复，多梦易醒，疲倦气短，纳佳，怕冷，小便次频；大便日行，质常；舌淡红苔白，边有齿痕；脉左尺偏浮。守法续进，将首诊方制附子改为 30g（先煎 1 小时），炮姜改为 15g，炙甘草改为 10g，茯神改为 20g，炒酸枣仁改为 30g，生龙骨、生牡蛎改为各 45g（先煎），生龙齿改为 3g（先煎），去桂枝加肉桂 12g（后下）。7 剂，将息如前法。

2021 年 3 月 11 日四诊：患者服药后睡眠改善明显，入睡易，入夜身热，二便调。上方续服 7 剂。

2021 年 3 月 18 日五诊：患者诸症明显改善，睡眠恢复正常，上方续进，以资巩固。

按语：患者入睡困难兼有五心烦热、烦渴等症，似是阴虚内热扰神，然疲倦气短，怕冷，面色淡白，虽渴而喜热饮，参之舌脉，实为一派阳虚征象，当属"真阳下虚，阴寒内盛，格阳于上，阴阳不交"，若未辨明证属阳虚，反滋阴降火，无异于"雪上加霜"。阴阳不辨，治亦罔效矣。正如"火神派"鼻祖郑钦安有云："医学一途，不难于用药，而难于识症。亦不难于识症，而难于识阴阳。"故治以温潜之法，经年不寐之证，才可快速治愈。

第八章　治疗失眠常用药对

药对又称对药，即两种药物配合使用，通过协同作用或减轻不良反应以加强疗效，或通过特定配伍产生独特疗效。药对并非任意两味药物的简单结合，而是在中医理论指导下，针对一定的证候特点，结合中药本身的性能和功效，以及历代医家的用药经验，而选择性地进行配对，是中药配伍中的最小单位。配伍用药是中医药学的精髓，一直被历代医家所重视，其源于《神农本草经》中的"七情和合"论，始见于《灵枢·邪客》中的半夏秫米汤，而后相继有研究药对的古籍出现，但多数已失传于世。药对配伍的意义在于：①增强疗效。通过配伍，可以增强药物的原有疗效。例如，麻黄和桂枝配伍，可以提升解表散寒之力。②减轻毒性。某些药物单独使用时可能会产生较大的毒性，通过配伍可以减轻或消除这些毒性。例如，生姜配半夏或生南星，可以减轻或消除后者带来的不良反应。③协同增效。药物配伍可以使不同药物之间产生协同作用，从而提高治疗效果。例如，附子与干姜配伍，可以温中散寒、回阳通脉。④降低不良反应。配伍还可以减少使用单一药物出现的不良反应。例如，半夏与乌梅配伍，可以减弱半夏的燥性。⑤适配复杂病情。在治疗病情较复杂的疾病时，通过配伍可以同时考虑多个治疗目标。例如，当归与黄芩配伍，在龙胆泻肝汤与当归六黄汤中，其既可清热，又可养阴，补泻同施。⑥提升临床疗效。药对作为中医临床用药的主要形式和诊治疾病的特色优势，能影响临床疗效的发挥。

药对在中医药实践中具有重要意义，其不仅可以提升治疗效果，还能确保用药安全。施今墨、朱良春、朱进忠、吕仁和等近现代名医都有丰富的药对应用经验，足见药对在临床用药中的核心地位。王立忠教授深耕杏林60余载，在治疗失眠方面积累了丰富的临床经验，尤其对药对的研究与应用更是得心应手，灵活多变。王立忠教授亦经常给我们讲解临证心得，现将其药对应用经验及心得总结分述如下。

一、养心安神

1. 酸枣仁与柏子仁

酸枣仁性味甘酸平，可养心阴、益肝血、清肝胆虚热而宁心安神；柏子仁性味甘辛平，养心气、润肾燥，兼具安魂定魄、益智宁神之功。二药配伍，相须为用，养心安神疗失眠甚效。

酸枣仁与柏子仁在功效上有一定的相似性，二者均能养心安神，合用可治疗血虚而心失所养，心阳外越，以致心悸怔忡、失眠等症，以及卒中后抑郁或焦虑患者。但二者也存在一些不同点，如酸枣仁兼入肝经，长于养心阴，益心、肝之血，多用于治疗心、肝血虚之心神不宁；且其味酸能敛，有收敛止汗之功，可治疗体虚自汗、盗汗。而柏子仁兼入肾经，长于养心滋肾，多用于心阴虚及心肾不交之心神不宁；此外，柏子仁富含油脂，有润肠通便之效，可用于体虚肠燥便秘、肠风下血等。故血不养肝，疏泄失常，表现为失眠兼汗出者用酸枣仁；血不养心，津液亏虚，表现为失眠兼便秘者用柏子仁。王立忠教授认为酸枣仁、柏子仁同用，为有效的养心安神之组合配伍。治失眠心悸者，二者与甘松、灯心草、合欢皮合用，其效更著。

多项研究表明，柏子仁所含的有效成分有助眠作用，可以延长深睡眠时间，并能促进体力恢复。酸枣仁含有脂肪酸、黄酮、皂苷、生物碱、多糖、氨基酸及微量元素等化学成分，具有镇静催眠、抗惊厥、保护心血管、增强免疫力、增强记忆力、抗脂质过氧化等药理作用。

2. 麦冬与远志

麦冬味甘、微苦，性微寒，归心、肺、胃经，有养阴润肺、益胃生津、清心除烦之效。其可用于治疗肺燥干咳、阴虚劳嗽、喉痹咽痛，或胃阴不足、津伤口渴、内热消渴、肠燥便秘，或心阴虚及温病热扰心营，心烦失眠等。远志性味苦辛温，归肺、心、肾经。其既能宁心安神，治疗失眠、惊悸，又能利心窍、逐痰涎、祛痰止咳，治疗痰迷神昏、咳嗽多痰等症，还能以苦温泄热振心阳、辛温化肾寒，使心气下行、肾气上达，恢复心肾交通、阴平阳秘、水火既济的生理状态，从而改善失眠等症状。

麦冬甘苦微寒，可补心阴、清心火、安心神；远志辛苦温，性善宣泄通达，为交通心肾、安神定志之佳品。二药伍用，养心安神之力益彰，可用于治疗心阴不足，心失所养，阴不敛阳，心阳外越，以致头昏、口干、舌红、心烦、失眠等症，常用量为麦冬 10g、远志 10g。王立忠教授临证处方时，常以麦冬、远志配伍应用，而达养心潜阳、镇静安神、增进睡眠之功。现代药理学研究显示，麦冬中的多种活性成分能调节中枢神经系统功能，如麦冬皂苷能够改善记忆力和学习能力，同时还具有抗抑郁和镇静作用，还可以减缓神经细胞凋亡进程，对神经退行性疾病有较好的治疗作用。远志具有镇静、催眠、抗惊厥作用。药代动力学研究证实，远志皂苷 F 通过非竞争性抑制环磷酸腺苷磷酸二酯酶，延长环己烯巴比妥给药小鼠的睡眠时间。

3. 茯苓与茯神

茯苓性味甘淡平，可渗湿利水、健脾和胃、宁心安神，常用于治疗小便不利、水肿胀满、痰饮咳逆、呕吐、脾虚食少、泄泻、心悸不安、失眠健忘、遗精白浊等。茯神性味甘淡平，入心、肺、脾、肾经。因本品抱木心而生，故入心者居多，长于导心经之痰湿，以开心益智、宁心安神，可用于治疗心神不安、惊悸、失眠、健忘等。

茯苓甘平，色白入肺，既可通心气于肾，健脾宁心，又可渗湿利窍，使热从小便出。正如《本草备要·卷之三·木部》所言："色白入肺泻热而下通膀胱，能通心气于肾，使热从小便出，然必其上行入肺，能清化源，而后能下降利水也。"茯神甘平，善走心经，而宁心安神。二药相合，协同为用，通心气于肾，令水火既济，心肾相交而心宁神安，以治水火不济所导致的心慌、少气、夜寐不安、失眠、健忘等症。茯苓和茯神的性味相同，均具有利水消肿、渗湿止泻、健脾安神的作用，皆可治疗小便不利、水肿及停饮等水湿证，或是脾虚湿盛所致的脾虚体倦、食少便溏等，以及心悸失眠、不寐多梦等。茯神宁心安神的作用较强，若脾虚湿盛，同时伴有心神不宁、失眠、健忘者多选用茯神。王立忠教授在临床中亦强调茯苓、茯神药对的协同作用，认为茯苓上通心气，而后下交于肾，可令水火相济。总之，茯神与茯苓性味一体，茯苓入脾肾之用多，茯神入心之用多。故将二者配伍使用，增强补益心脾、宁心安神之功，以改善患者神经衰弱等症状。现代药理研究认为，茯苓煎剂、糖浆剂分别具有利尿、镇静的作用。而茯神也具有镇静安神、促睡眠的作用，可以缓解紧张焦虑、失眠多梦等神经系统症状，协助人们舒缓压力、调整情绪。

4. 远志与石菖蒲

远志味苦、辛，性温，入肺、心、肾经，具有安神益智、交通心肾、祛痰开窍、消散痈肿之功。《本草正义·卷之一·远志》言："古有远志能交通心肾之说，则心阳不振，清气下陷，及肾气虚寒，不能上升者，以远志之温升，举其下陷而引起肾阳，本是正治。"故远志能使心气下交于肾、肾气上达于心，以致心肾相交，水火既济，从而改善失眠之症。石菖蒲性味辛苦温，归心、胃经，能开窍豁痰、醒神益智、化湿和胃，属开窍药。其可用于治疗癫痫、痰厥、热病神昏、健忘、气闭耳聋、心胸烦闷、胃痛、腹痛等。《神农本草经》言其能"开心孔，补五脏，通九窍，明耳目，出声音，久服轻身、不忘、不迷惑、延年"。

远志通肾达心，石菖蒲启闭宁神。二药伍用，共奏开心窍、通心络、交心肾之效，既可益肾健脑增智，又可增强开窍宁神之力。王立忠教授认为远志、石菖蒲伍用，可以交通心肾，使心火下温肾水、肾水上济心阳，达到水火既济之态，则心神自安。《备急千金要方·卷第十四·好忘第七》中所载孔圣枕中丹即是在远志、石菖蒲的基础上再加入龟甲、龙骨，其常用于治疗心肾失养之惊悸、失眠、健忘，为后世治疗失眠的常用方剂。现代药理研究证实，远志具有镇静、催眠、抗惊厥作用。石菖蒲中的化学成分主要含挥发油及黄酮类成分，具有镇静、抗惊厥作用，同时还可抗抑郁，以及改善学习能力、记忆力和抗脑损伤。

5. 百合与知母

百合性味甘微寒，归心、肺经，具有养阴润肺、清心安神的功效，可用于治疗阴虚燥咳、劳嗽咳血、虚烦惊悸、失眠多梦、精神恍惚等病症。知母性味苦甘寒，归肺、胃、肾经，擅长清肺胃实热、滋阴润燥，可治高热烦渴、肺热咳嗽、阴虚燥咳、骨蒸潮热、内热消渴、阴虚肠燥便秘等。

百合、知母伍用，即百合知母汤，其出自《金匮要略·百合狐惑阴阳毒病脉证治》，治百合病发汗后，津液受伤，虚热加重，心烦口渴者。百合知母汤的主要功效有：①清热养阴。百合知母汤能够清除体内热邪兼滋养阴液，善治阴虚内热诸症。②除烦润燥。该方剂尤其适用于热病后期余热未清所致的心烦口渴等燥热症状。③润肺清心。百合和知母合用可润肺止咳、清心安神，对于肺燥咳嗽、心烦失眠等症状有较好的改善作用。④宁心安神。百合知母汤有助于平复心绪，改善睡眠质量，适用于阴虚阳盛引起的神经症、抑郁症等。⑤改善内分泌。现代研究表明，百合知母汤能够改善更年期综合征，如情绪波动、潮红等。⑥止咳化痰。该方剂对于咳嗽、哮喘等呼吸系统疾病有一定的治疗效果，能够延长咳嗽、哮喘潜伏期，减少发作次数。

百合甘寒清润，功专宁心安神，润肺止咳；知母苦寒清降，擅长清热泻火，滋阴润燥。百合偏重滋阴补虚，知母侧重清热泻火，二者相须为用，润清相合，补泻相成，共奏润肺清热、宁心安神之妙。故二者合用，可治热病后期余热未清以致心烦不宁、失眠等症。

6. 何首乌与刺蒺藜

何首乌味苦、涩，性微温，制后其味兼甘，入肝、肾、心经。何首乌根系发达，可深入土壤，其藤夜交，禀至阴之性，故专入下焦补益肾精，具有填髓益阴之效，主治肝肾精亏所致的眩晕耳鸣、失眠健忘、须发早白、腰膝酸软，以及妇人产后血虚诸症，亦可用于治疗疟疾。生何首乌还具有解毒消痈、截疟、润肠通便之功，适用于瘰疬、疮疡肿毒、皮肤风疹瘙痒，也可治疗疟疾日久者，体虚老年肠燥便秘亦可用之。刺蒺藜味辛、苦，性微温，有小毒，归肝经，具有平肝解郁、祛风活血、止痒、明目的功效。研究发现，刺蒺藜能帮助男性缓解焦虑情绪，提升睡眠质量。更为关键的是，其通过促进睾酮的生成与分泌，使男性体内睾酮水平升高，以增强性功能、肌肉力量及恢复整体健康状态。

制何首乌不寒不燥不腻，功善补益肝肾、固精填髓、强筋健骨、乌须发，为滋补良药；刺蒺藜性升而散入肝经，专走头目而祛风明目，通络止痛。二药合用，一守一走，相互制约，相使为用，既可益肾平肝、健脑益智、养心安神，又可散风热、止疼痛，主治肝肾阴亏所致的头昏、头痛、失眠、记忆力减退、黄褐斑、头晕等症。常用量为何首乌 15～30g，刺蒺藜 10～30g。王立忠教授临证喜用制何首乌，意在避免生品滑肠之弊，增强补益肝肾之功。另外，其若与黄精相合，可达养血生精、健脑安神之功。

7. 酸枣仁与五味子

酸枣仁甘酸平，内可养血宁心安神，外可敛阴止汗，为养心安神、收敛止汗要药；五味子性味酸甘温，归肺、心、肾经，其可收敛固涩、益气生津、补肾宁心。二药伍用，酸枣仁入肝经，五味子走肾经，内收外敛相合，共增除烦安神之效，主治阴血亏虚所致的心悸怔忡、虚烦不寐、盗汗自汗等症。临证时，常用量为酸枣仁 10～30g，五味子 6～10g。酸枣仁、五味子伍用，亦是王立忠教授临床常用于治疗失眠的药对，中成药枣仁安神胶囊则是在此基础上加用丹参以凉血安神，增强疗效。惊悸较甚者，可与珍珠母、紫石英伍用；烦躁较甚者，与栀子、淡豆豉合用；记忆力减退者，与远志、石菖蒲合用。现代研究认为，五味子具有镇静催眠的作用，能增强地西泮对中枢神经系统的抑制作用，可以对抗中枢神经兴奋药对自主活动的兴奋作用。

8. 酸枣仁与首乌藤

酸枣仁味甘、酸，性平，能养心阴，益肝血，清肝胆虚热而宁心安神；首乌藤性味甘平，入心、肝经。其既能养心安神，用于治疗失眠多梦、心神不宁等症；又能通络祛风，用于治疗血虚肢体酸痛、风湿痹痛等症；还能祛风止痒，用于治疗风疹、疥癣等皮肤病。二药伍用，补肝宁心，养心安神，使阴平阳秘，可治心肝阴虚、虚烦难寐、惊悸多梦等。酸枣仁、首乌藤伍用，为王立忠教授多年来治疗证属心肝两虚、阳不入阴之失眠心悸者常用药对，且疗效显著，但用量宜大，两者各 30g 为宜。惊悸不安者，与生龙骨、生牡蛎伍用；心烦不眠者，与栀子、淡豆豉、灯心草合用；肝肾两虚者，与女贞子、墨旱莲合用；心肾不交者，与远志、石菖蒲，或川黄连、肉桂配伍。首乌藤具有镇静、催眠、降血脂等药理作用。研究表明，首乌藤煎剂灌胃对小鼠有明显的镇静、催眠作用，与阈下剂量的戊巴比妥钠呈协同作用。大鼠睡眠多导图显示，小鼠总睡眠时间延长，主要是慢波睡眠时相延长，异相睡眠期缩短。

9. 牡蛎与五味子

牡蛎性味咸微寒，归肝、胆、肾经，功能敛阴潜阳、重镇安神、收敛固涩、软坚散结、制酸止痛，可用于惊悸失眠、眩晕耳鸣、瘰疬痰核、癥瘕痞块、自汗盗汗、遗精滑精、崩漏带下等症。《海药本草》言其"主男子遗精，虚劳乏损，补肾正气，止盗汗，去烦热，治伤寒热痰，能补养安神，治孩子惊痫"。五味子五味俱全，以酸为主，入肺则益气生津，入肾则固精养髓。二药配伍，益气生津、敛肺止汗、安神定惊、清热除烦、相辅相成，增强协同效应。其主要治疗神经衰弱，症见烦热汗出，心悸失眠，神魂不安。临床上二者常用量为生牡蛎 15～30g，打碎先煎；五味子6～10g。王立忠教授在临床上治疗失眠亦常用此药对，牡蛎质重潜阳，功专镇静安神；五味子甘温而润，专以养心安神。二者相须为用，标本兼治，共奏安神定志之效。

10. 酸枣仁与知母

酸枣仁性味甘酸平，入心、肝、胆经，具有养心补肝、宁心安神、敛汗生津之效，适用于心肝阴血亏虚、心失所养之虚烦不眠、惊悸多梦等。《神农本草经·上品·酸枣仁》记载："味酸，平。主心腹寒热，邪结气聚，四肢酸疼湿痹。久服安五脏。"知母味苦、甘，性寒，归肺、胃、肾经，具有清热泻火、滋阴润燥的功效，主治热病烦渴、肺热燥咳、骨蒸潮热、内热消渴、肠燥便秘。

肝血不足则肝魂失藏而见失眠、多梦；心主血，心血充盛则心神安定，若心血亏虚，虚火内扰心神，神失所养则出现虚烦不寐、心悸健忘。酸枣仁，味酸入肝，养肝血而补肝虚，可谓以酸收之，以酸补之之意，肝血足则心血旺，而心神宁。知母善滋肾阴清虚热，填肾水以降心火。二者配伍，酸苦合用、心肝并治，养心阴、益肝血而安神定志，清虚热、除烦躁而疗虚烦不眠。王立忠教授认为二者合用乃取酸枣仁汤之义，对虚烦失眠有较好的疗效。知母始载于《神农本草经》，被列为中品，《神农本草经》记载："味苦，寒。主消渴热中，除邪气，肢体浮肿，下水，补不足，益气。"现代药理研究表明，知母对中枢神经系统有调节作用，能够改善睡眠质量，增强记忆力和学习能力。

11. 酸枣仁与远志

酸枣仁可养心阴、益肝血，从而宁心安神，可谓养心安神要药，适用于血不养心所致的烦躁不寐多梦等。酸枣仁有生用与炒用之分，李时珍在《本草纲目》中云："其仁甘而润，故熟用疗胆虚不得眠、烦渴虚汗之证，生用疗胆热好眠，皆足厥阴、少阳药也。"《本草拾遗》记载："睡多生使，不得睡炒熟。"比起生酸枣仁，其炒后芳香之气增强，更有利于有效成分释出，还能促进胃肠对药物的吸收，以增加镇静安神作用，故王立忠教授临证治疗不寐时多用炒酸枣仁。但邓铁涛教授认为酸枣仁生用也有安神助眠的功效，临床上有不少给予患者生酸枣仁而获得安神疗效的案例。远志味苦、辛，性温，归心、肾、肺经，有安神益智、交通心肾、祛痰开窍、消散痈肿之功，本品性善宣泄通达，既能开心气而宁心安神，又能通肾气而强志不忘，对于失眠多梦、健忘惊悸、神志恍惚等病症尤为适宜。《神农本草经·上品·远志》曰："主咳逆伤中，补不足，除邪气，利九窍，益智慧，耳目聪明，不忘，强志，倍力。"

王立忠教授临证善于用炒酸枣仁配伍远志治疗肝血不足、痰浊内阻之失眠。二药相互配伍，酸收辛散，促使心神安于本位；在归经上，酸枣仁入心，远志归肾，心肾同治，水火相通，心神乃安。现代药理学研究显示，远志皂苷 F 通过抑制环磷酸腺苷磷酸二酯酶增强中枢抑制作用，酸枣仁具有镇静中枢神经系统及催眠作用，故二者协同作用可增强安神之力。常用剂量为酸枣仁 15～30g，远志 9～15g。

12. 琥珀与酸枣仁

琥珀是古松科植物的树脂埋在地下经年久转化形成的碳氢化合物。琥珀性平，味甘，归肝、心、膀胱经，功能镇惊安神、活血散瘀、利尿通淋，可治惊风癫痫，惊悸失眠，血淋血尿，小便不通，妇女闭经、产后瘀停腹痛，痈疽疮毒，跌打损伤。酸枣仁甘酸而平，甘能补、酸入肝，故善补肝血、敛肝阴。

肝阴血不足，魂无以为养，阳不入阴，导致失眠多梦；肝木生心火，肝亏致使心亦不足。琥珀镇惊安神，配合酸枣仁养肝宁心共治睡眠不宁之失眠。二者相伍，使得心肝阴血得以滋养，肝魂得以归位，夜间得以镇惊安睡。现代药理研究认为琥珀中的有机酸和微量元素可以通过调节神经递质的释放，产生镇静安神作用，有助于改善睡眠质量、缓解焦虑和紧张情绪。

13. 琥珀与远志

琥珀性味甘平，本品质重，入肝、心、膀胱经，具有镇惊安神之功，可治心神不宁、惊悸失眠等症。远志性味苦辛温，归心、肾、肺经，有安神益智、交通心肾、祛痰开窍、消散痈肿之功。其辛散温通之性，既可利心窍、开心气以宁神定志，又可通达肾气而强志，实为交通心肾、安神定志、益智强识之要药。两药共用，能养心安神定志，镇惊安神，交通心肾，对于失眠多梦、健忘惊悸、神志恍惚等病症尤为适宜。故王立忠教授经常用此药对来治疗心神不宁、多梦易醒的失眠。

14. 柏子仁与麦冬

柏子仁性味甘平，归心、肾、大肠经，具有养心安神、润肠通便、止汗的功效，可用于阴血不足，虚烦失眠，心悸怔忡，肠燥便秘，阴虚盗汗。《本草纲目》云："柏子仁，性平而不寒不燥，味甘而补，辛而能润，其气清香，能透心肾，益脾胃。"麦冬为百合科植物麦冬的干燥块根，性味甘微苦微寒，归心、肺、胃经。麦冬可养阴润肺、益胃生津、清心除烦，故善于治疗阴虚肺热，以及心阴虚有热之心烦、失眠多梦等症。《名医别录》言其能"疗虚劳客热，口干燥渴……保神，定肺气，安五脏"。《日华子本草》记载："麦门冬，治五劳七伤，安魂定魄。"王立忠教授常用此二者治疗心阴不足、肺气不足、大便干燥之失眠。常用剂量为柏子仁12～20g，麦冬12～15g。

15. 合欢皮与首乌藤

合欢皮味甘，性平，归心、肝、肺经，有解郁安神、活血消肿之功，能使五脏安和，心志欢悦，为悦心安神之要药。《神农本草经·中品·合欢》中记载："主安五脏，利心志，令人欢乐无忧。"《本草纲目》记载："和血，消肿，止痛。"首乌藤味甘，性平，归心、肝经，有养血安神、祛风通络之功，能补养阴血，养心安神，适用于阴虚血少之失眠多梦、心神不宁。《本草再新》载首乌藤"可补中气，行经络，通血脉，治劳伤"。《饮片新参》载其"养肝肾，止虚汗，安神催眠"。

现代药理学研究显示，合欢皮水煎剂具有镇静安神作用，首乌藤中含有的蒽醌类物质可缩短入睡时间。临床研究显示，由该药对组成的安神方可以明显改善患者的焦虑、抑郁状态。王立忠教授认为，上述两味药物性味、归经相似，功效相辅相成。首乌藤引阳入阴，合欢皮解郁除烦，二者共奏养血、解郁、安神之功，常用于治疗因焦虑、抑郁引起的心肝血虚、阳不入阴之不寐，常用剂量为合欢皮20g，首乌藤30g。

16. 合欢皮与合欢花

合欢皮性味甘平，有解郁、和血、宁心、消痈肿之功，善于解肝郁而安神，用于情志不畅、愤怒忧郁而出现的虚烦不安、健忘失眠等症。合欢花性味甘平，归心、肝经，有解郁安神、理气和胃之功，适用于虚烦不眠、抑郁不舒、健忘多梦等症状。《四川中药志》记载合欢花："能合心志，开胃理气，消风明目，解郁。治心虚失眠。"《本草便读》载："能养血。"《分类草药性》言："能清心明目。"

合欢花与合欢皮，同出于一物，一为皮，一为花，二者均具解郁安神之功，都可用于心神不安、忧郁失眠之症。但合欢花可以理气开胃，而合欢皮可以活血消肿、止痛生肌，此为二者之不同。一般解郁多用花，活血多用皮。二味相伍，对于虚烦不安、抑郁不舒、健忘失眠等症常有良效，也可以配伍柏子仁、酸枣仁、龙齿、琥珀等养心安神或重镇安神药同用，以增强镇静安神作用。

二、清心安神

1. 黄连与酸枣仁

黄连味苦，性寒，归心、脾、胃、肝胆、大肠经，功能清热燥湿、泻火解毒。其在临床上常用于治疗湿热痞满、呕吐吞酸、腹泻痢疾、黄疸、高热神昏、心火亢盛、心烦不寐、心悸不宁、血热吐衄等症状。酸枣仁味甘、酸，性平，归肝、胆、心经，具有养心补肝、宁心安神、敛汗生津等功效，为养心安神要药，主治虚烦不眠、惊悸多梦、体虚多汗、津伤口渴等症。

酸枣仁以补为主，黄连以泻为要。二药参合，一补一泻，相互为用，能清心凉肝，泄热除烦，使安心神、疗失眠之力增强，可治心火过盛，以致烦躁不宁、失眠、多梦，以及神经衰弱诸症。常用量为酸枣仁15～30g，黄连6～10g。王立忠教授临证处方时，习惯以酸枣仁和黄连配伍应用，黄连温胆汤加酸枣仁乃王立忠教授常用处方。王立忠教授认为，不论虚火、实火，均堪使用。属虚火者，常与女贞子、墨旱莲同用；属实火者，可与栀子、麦冬同用。

2. 半夏与夏枯草

半夏性温，味辛，有毒，归脾、胃、肺经，具有燥湿化痰、降逆止呕、消痞散结的功效，可以用于治疗呕吐反胃、咳喘痰多、胸膈胀满、痰厥头痛、头晕、不眠、痰饮眩悸、梅核气等病症。夏枯草味辛、苦，性寒，入肝、胆经，具清肝泻火、明目、散结消肿之效，可治疗肝火上炎所引起的目赤肿痛、头痛眩晕，以及瘰疬、瘿瘤、失眠等。

半夏得至阴之气、夏枯草得至阳之气而长。二药伍用，既能调和肝胆、平衡阴阳，又能交通季节、顺应阴阳，以引阳入阴治阴阳失调之失眠。常用量为半夏9～15g，夏枯草10～30g。王立忠教授临证处方时，习用法半夏。法半夏、夏枯草伍用，用于治疗失眠诸症，尤其是入睡困难、易醒，醒后难再入睡者。清代陆以湉《冷庐医话》引《医学秘旨》谓："余尝治一人患不睡，心肾兼补之药，遍尝不效。诊其脉，知为阴阳违和，二气不交。以半夏三钱，夏枯草三钱，浓煎服之，即得安睡，仍投补心等药而愈。盖半夏得阴而生，夏枯草得至阳而长，是阴阳配合之妙也。"

现代药理研究认为，半夏具有一定的镇静作用，可用于治疗失眠、焦虑等神经系统疾病，还具有抗惊厥作用，对于癫痫也有一定疗效。王立忠教授对于长期失眠又无典型证候可辨者，往往应用血府逐瘀汤加黄连、法半夏获效，其中重用法半夏至 30g 以上，方能获得较好疗效。

3. 肉桂与黄连

黄连是一种具有广泛药用价值的中药材，主要功效为清热燥湿、泻火解毒，临床上常用其治疗高热神昏、心火亢盛、心烦不寐、心悸不宁、血热吐衄等。肉桂辛甘大热，归肾、脾、心、肝经，功能补火助阳、散寒止痛、温经通脉、引火归原。

黄连苦寒，清泻亢盛之心火，使心阴免受煎灼，得以下润于肾；肉桂大热，助阳补火、引火归原，能助肾中阳气、益命门之火，肾中之阴得以化而上奉心阳。二药参合，名曰交泰丸，此方寒热并用，相辅相成，并有泻南补北、交通心肾之妙用。后世医家多以此方治疗失眠，或单独应用，或与辨证方合方应用。故黄连和肉桂合用，可治失眠证属心肾不交，临睡前精神兴奋、心悸不安、不能入睡者，以及更年期综合征，症见五心烦热、烘热出汗、头晕耳鸣、腰膝酸软、心悸、失眠、月经经期紊乱。常用量为肉桂 3 ～ 6g，黄连 6 ～ 10g。

4. 黄连与阿胶

黄连味苦性寒，清热泻火力强，尤善清心火，故对于心火盛所致心烦失眠等病证有较好的治疗效果。阿胶是驴皮经煎煮、浓缩后形成的固体动物胶，是以驴皮为主要原料，以阿井之水制成。其味甘，性平，无毒，归肺、肝、肾经，有补血、止血、滋阴润燥之功，用于血虚萎黄、眩晕、心悸、多种出血证、阴虚证及燥证。

黄连、阿胶伍用，出自《伤寒论》黄连阿胶汤，可治阴虚火旺而致的心烦、失眠、舌红苔燥、脉细数。黄连苦寒，能清热燥湿、泻火解毒，以泻为主；阿胶甘润，可补血止血、滋阴润燥，以补为要。二药合用，黄连泻心火以护阴液，阿胶养阴以制火，主治阴亏火旺，心烦失眠，以及热痢、大便脓血等症。常用量为黄连4.5～6g；阿胶6～10g，炖化冲服。王立忠教授常用此药对治疗失眠、焦虑、脏躁等证属阴虚火旺者，屡获良效。现代药理研究认为，阿胶可以提高免疫力、健脑益智、抗衰老、美容养颜等。

5. 女贞子与墨旱莲

女贞子性味甘苦平，入肝、肾经，能滋养肝肾、明目乌须，可治肝肾阴虚所致的头晕耳鸣、腰膝酸软、头发早白、内热消渴、骨蒸潮热等症。墨旱莲性味甘酸寒，入肝、肾经，能滋补肝肾、凉血止血、乌须黑发，治肝肾阴亏所引起的头昏目眩、失眠多梦、牙齿松动、须发早白等症。

女贞子冬至之日采，墨旱莲夏至之日收，二药合用，有交通阴阳之效。同时，二药伍用名曰二至丸，二至丸是足少阴肾经药，女贞子甘平，益肝补肾，墨旱莲甘寒，入肾补精，故能益下荣上，强阴而黑发也。二药同归肝、肾，相须为用，互相促进，补肝肾、强筋骨、清虚热、疗失眠、凉血止血、乌须黑发之力增强。二者合用主治肝肾不足，体虚有热诸症；肝肾阴亏，血不上荣，以致头昏、目眩、失眠、健忘、腿软无力等症。王立忠教授认为，二药配伍，善治神经衰弱、慢性虚弱疾病，证属肝肾阴虚者，疗效显著。现代研究证明，墨旱莲能提高减压缺氧情况下小鼠的存活率，亦可明显延长常压缺氧情况下小鼠的生命，且对小鼠的镇静和镇痛作用也非常显著。

6. 肉桂与生地黄

肉桂性味辛甘大热，归肾、脾、心、肝经，具有补火助阳、引火归原、散寒止痛、温通经脉的功效，可用于治疗肾阳不足而出现的畏寒肢冷，腰膝冷痛，肾不纳气的虚喘、失眠，脾胃虚寒的胃脘冷痛、腹痛腹泻，寒凝气滞引起的痛经、肢体疼痛。肉桂辛甘大热，纯阳燥烈，善暖中下二焦而散寒止痛，色赤入血又能鼓舞气血生长，故为治疗脾肾阳虚、寒凝诸痛、气血虚寒等的要药。《神农本草经》记载"主百病，养精神，和颜色，为诸药先聘通使"，并将其列为上品药。《日华子本草》记载："治一切风气，补五劳七伤，通九窍，利关节，益精，明目，暖腰膝，破痃癖癥瘕，消瘀血，治风痹，骨节挛缩，续筋骨，生肌肉。"生地黄为玄参科多年生草本植物地黄的新鲜或干燥块根，性味甘苦寒，归心、肝、肾经，具有清热凉血、养阴生津的作用。《神农本草经》言其："味甘，寒。主治折跌，绝筋，伤中，逐血痹，填骨髓，长肌肉。作汤除寒热积聚，除痹。生者尤良。"

将此二者配伍使用，肉桂的温阳作用可以激发体内的阳气，而生地黄的养阴作用则能制约肉桂的燥烈之性，使阳气得以缓缓上升，不至于亢进。肉桂能温补命门之火，生地黄则能滋补肾阴，两者相配，既能温阳散寒，又不致伤阴，共同起到调和阴阳、引火归原的作用，通过调整阴阳平衡来治疗失眠。常用剂量为肉桂 3 ～ 10g；生地黄 10 ～ 60g，甚则更多，最大可用至 180g。

7. 丹参与黄连

丹参味苦、微辛，性微寒，归心、肝经，功效主要是活血祛瘀、通经止痛、清心除烦、凉血消痈，通常用于治疗因为瘀血阻滞所导致的胸痹心痛、脘腹胁痛、癥瘕积聚、热痹疼痛、月经不调、痛经闭经，以及心烦失眠、疮疡肿毒等多种病症。黄连性味苦寒，归心、脾、胃、肝胆、大肠经，功效为清热燥湿、泻火解毒，用于治疗湿热痞满、呕吐吞酸、泻痢黄疸、高热神昏、心火亢盛、心烦不寐、心悸不宁、血热吐衄，以及目赤、牙痛、消渴、痈肿疔疮等。

丹参入血分，功善祛瘀生新、清心凉血、除烦安神；黄连苦寒，善清心火以除燥烦。二药伍用，其清热宁神、泻火除烦之力相得益彰。丹参、黄连之配伍法，是王立忠教授多年临证经验，尤宜用于心火亢盛，扰动心神之心烦、失眠者，或痈疖疮毒诸症。王立忠教授治证属心火过旺之失眠，亦常与炒远志、石菖蒲、生酸枣仁、生栀子伍用。常用量为丹参15 ～ 30g，黄连 5 ～ 10g。现代研究表明，丹参除能扩张血管和改善血液循环外，还具有抗凝血、抗炎、提高耐缺氧能力和抗肿瘤的作用，并能镇静安神。

8. 甘松与苦参

甘松性味辛甘温，归脾、胃经。甘松的功效为理气止痛、祛湿醒脾、开郁安神，临床可以用于治疗脘腹胀满、食欲不振、呕吐、失眠多梦、乏力懒言等症，还可以外用治疗牙痛、脚气、肿毒等。甘松温而不热，甘而不壅，香而不燥，微辛能通，故兼温中理气之长，且以其芳香之气，大可醒脾。苦参性味苦寒，归于心、肝、胃、大肠、膀胱经，主要功效是清热燥湿、杀虫、利尿，主要用于治疗湿热泻痢、便血、黄疸、湿热带下、阴肿阴痒、湿疹湿疮、皮肤瘙痒、疥癣、湿热小便不利。《名医别录》言："苦参养肝胆之气，安五脏，定志，益精，利九窍。"徐灵胎称其"专治心经之火，与黄连功用相近"。

王立忠教授临证遇肝失条达，自觉腹内有气冲逆，胸闷如窒，或妇女经期乳胀，喜太息，无端悲伤流泪者，常用甘松，并据病证虚实，配合疏肝理气或养心安神药，每收佳效。如肝郁脾虚兼心经之火稍旺者，甘松与苦参二者配伍应用，相互协同制约，能起到解郁安神兼清心火的功效，对于此类失眠有较好的疗效。现代药理学研究表明，甘松具有调节胃肠运动、抗溃疡、抗脑缺血、提高学习记忆能力，以及抗心律失常和保护心肌的作用。甘松中的某些成分显示出一定的抗抑郁活性及中枢镇静作用，对于缓解焦虑、失眠等症状可能有益。苦参对心脏有明显的抑制作用，可使心率减慢、心肌收缩力减弱、心输出量减少，故能抗心律失常。同时，其还有降压、利尿、抗炎、抗过敏、镇静、平喘、祛痰、升高白细胞、抗肿瘤等作用。苦参含苦参碱，可麻痹或抑制中枢神经系统，则其安眠宁神之功，当可理解，但脾胃气弱者宜慎用之。

9. 淫羊藿与知母

淫羊藿，又称仙灵脾，其味辛、甘，性温，归肝、肾经。李时珍曰："淫羊藿味甘气香，性温不寒，能益精气……真阳不足者宜之。"淫羊藿具有补肾壮阳、祛风除湿、强健筋骨的功效，主治肾虚阳痿、遗精早泄、精冷不育、尿频失禁、肾虚喘咳、腰膝酸软、筋骨挛急、风湿痹痛、麻木拘挛、半身不遂、四肢不仁、更年期高血压、小便淋沥等。知母味苦、甘，性寒，归肺、胃、肾经，具有清热泻火、滋阴润燥的功效，主治热病烦渴、肺热燥咳、骨蒸潮热、内热消渴、肠燥便秘。知母始载于《神农本草经》，被列为中品。《本草纲目》云："知母之辛苦寒凉，下则润肾燥而滋阴，上则清肺金而泻火，乃二经气分药也。"

二药合用，温肾阳与清虚热并举，阴阳并调，相辅相成。王立忠教授受安神补脑液药物成分启发，主要用淫羊藿与知母相配伍治疗更年期综合征中出现的失眠。二药配伍，有较好的调节阴阳、安神除烦、清退虚热之功。常用剂量为淫羊藿 12～15g，知母 9～12g。现代研究表明，知母还具有镇静安神作用，其中化学成分可对神经递质发挥调节作用，从而提高睡眠质量。

10. 栀子与淡豆豉

栀子味苦，性寒，归心、肺、三焦经。栀子苦寒清降，有清心泻火除烦之功，为治热病心烦、躁扰不宁之要药，故可用于热病邪热客心，胸中烦闷、烦热不眠等症；苦寒之性又善清泻三焦火热，有清热泻火解毒的功效，故又可用于火毒炽盛，高热烦躁、神昏谵语、三焦俱热者。《本草纲目》中记载其："治吐血、衄血、血痢、下血、血淋，损伤瘀血，及伤寒劳复，热厥头痛，疝气，汤火伤。"淡豆豉为豆科植物大豆的成熟种子的发酵加工品，性味苦辛凉，归肺、胃经，具有解表、除烦、宣郁、解毒之功效，可用于治疗伤寒热病，寒热头痛，烦躁胸闷。本品以桑叶、青蒿发酵者多用治风热感冒，热病胸中烦闷之症；以麻黄、紫苏发酵者，多用治风寒感冒头痛。淡豆豉最早的记载见于汉代刘熙的《释名·释饮食》一书中，该书誉豆豉为"五味调和，须之而成"。《名医别录》云："味苦，寒，无毒。主治伤寒、头痛、寒热、瘴气、恶毒、烦躁、满闷、虚劳、喘息、两脚疼冷，又杀六畜胎子诸毒。"

栀子与淡豆豉合用为《伤寒论》名方栀子豉汤，栀子苦寒降火泄热，淡豆豉辛苦而寒，主升主散，宣散郁热。二药同用，栀子导热下行而清泄胸中烦热，淡豆豉透热于外而宣解胸膈间郁热，相辅相成，共奏宣解郁热、除烦之功，能治虚烦不得眠、心中懊恼。常用剂量为栀子 6～10g，淡豆豉 10～15g。现代药理研究显示，栀子具有解热、镇痛、抗菌、抗炎、镇静催眠、降血压作用，故其可以缓解烦躁、焦虑等情绪，有助于提高睡眠质量。

11. 鳖甲与莲子心

鳖甲性味寒咸，归肝、肾经，质坚潜降，善入阴血，具有滋阴清热、潜阳息风、退热除蒸、软坚散结的功效，主治阴虚发热、劳热骨蒸、热病伤阴、虚风内动、小儿惊痫、疟母、经闭、癥瘕。莲子心性味苦寒，归心、肾经，具有清心安神、交通心肾、涩精止血之功，还可平和五脏之气，可治热入心包、神昏谵语、心肾不交、失眠遗精、血热吐血。《本草再新》云："清心火，平肝火，泻脾火，降肺火。消暑除烦，生津止渴，治目红肿。"

王立忠教授用此二味配伍，主要治疗阴虚内热、心烦，或阴虚火旺，口舌生疮之失眠多梦。常用剂量为鳖甲 10 ～ 20g，莲子心 3 ～ 5g。现代药理学研究显示，莲子心的主要成分包括莲心碱、异莲心碱、甲基莲心碱、荷叶碱、前荷叶碱、牛角花素、甲基紫堇杷灵、去甲基乌药碱等。这些药物成分决定了莲子心的不同药理作用，包括抗肿瘤、抗凝血、抗血栓、降血脂、降血糖、抗氧化、抗心律失常等。莲子心还具有抗炎、抗菌、镇静、抗抑郁等作用，对神经系统、免疫系统等方面具有一定的调节作用。

12. 远志与莲子心

远志味苦、辛，性温，入肺、心、肾经，既可宁心安神，治失眠、惊悸，又可豁痰开窍、化痰止咳，治痰迷神昏、咳嗽多痰等症，还可交通心肾，以苦温泄热振心阳，使心气下交于肾，以辛温化肾寒，令肾气上达于心，以致阴平阳秘，水火既济，则失眠之症可除。《本草纲目》言远志味苦，温，主治咳逆伤中，补不足，除邪气，利九窍，益智慧，耳目聪明，不忘，强志，倍力。《药性论》谓："治心神健忘，安魂魄，令人不迷，坚壮阳道，主梦邪。"莲子心入心、肾二经，功能清心安神，交通心肾。若常以其泡茶饮之，有清心火、止遗精的作用，对心肾不交、阴虚火旺的失眠患者，食之最宜。《食性本草》云："生取为末，以米饮调下三钱，疗血渴疾、产后渴疾。"

莲子心清泄心热而交心肾，治心火妄动，不能下交于肾精。远志能通肾气，上达于心，故可安神益智。两药合用，既清心热也益肾志，交通心肾，治疗心肾不交诸症。二者配伍主治心肾不交之心神不宁、失眠、惊悸等症。现代研究认为，远志的药理作用主要以中枢神经系统为主，其对神经的保护作用、抗衰老、改善认知障碍、提高学习记忆能力尤为突出。远志的抗癫痫、抗抑郁的作用也较为明确，其抗肿瘤、抑制炎症反应、对软骨损伤的修复及肝细胞的保护作用有待进一步深入研究。研究显示，远志三萜皂苷通过抑制单胺类神经递质的再摄取过程而发挥抗抑郁作用；远志寡糖酯类化合物通过调节内分泌、细胞保护、增加神经营养因子表达、改善单胺类神经元可塑性，以及影响单胺类神经递质再摄取过程，从而起到抗抑郁的作用。

13. 百合与生地黄

百合性味甘微寒，入心、肺经，善于滋补肺阴。其可治疗肺热久咳伤阴、痰中带血，常与款冬花同用；若为新病干咳少痰，时有痰中带血，此为燥邪伤肺，可以与百部配伍使用。百合归心经，有养心阴、益心气、清心安神的作用，可以治疗热病伤阴、气津不足、心烦口渴、失眠多梦。《神农本草经》云："味甘，平。主邪气腹胀，心痛，利大、小便，补中益气。"《本草衍义》记载："张仲景用治伤寒坏后百合病须此也。"生地黄味甘、苦，性寒，入心、肝、肾经，具有清热凉血功效。本品可用于治疗温热病热入营血，壮热神昏、口干舌绛等；或治温病后期，余热未尽，阴液已伤，夜热早凉，舌红脉数者；或可用于治津伤口渴，内热消渴；或治温病伤阴，肠燥便秘。

百合与生地黄相配伍即《金匮要略》中的百合地黄汤，其为养阴清热剂，具有养阴清热、补益心肺之功效，是百合病之心肺阴虚内热证的常用方剂。症见神志恍惚，意欲饮食复不能食，时而欲食，时而恶食，沉默寡言，欲卧不能卧，欲行不能行，如有神灵，如寒无寒，如热无热，口苦，小便赤，舌红少苔，脉微细。百合气味稍缓，补中有收，偏行于气分；生地黄味厚气薄，体润多液，偏行于血分，功能清热凉血、养阴滋液。二者相伍，一气一血，能养阴清热安神，主治阴虚内热所致的心烦、不寐。王立忠教授用此药对治疗失眠，即取百合地黄汤之义。现代药理研究表明，百合含有丰富的百合多糖、磷脂、苷类、酚酸甘油酯和秋水仙碱等生物碱，其有降糖、抗肿瘤、抗痛风、改善睡眠、提高免疫力、止咳平喘、升高外周白细胞、镇静、抗氧化、止血通便等作用。

14. 五味子与丹参

丹参味苦、微辛，性微寒，为心肝血分之药，具有活血祛瘀、通经止痛、清心除烦等功效，常用于治疗胸痹心痛、脘腹胁痛、癥瘕积聚、心烦不眠等病症。五味子味酸、甘，性温，具有收敛固涩、益气生津、补肾宁心的功效，五味子的特点是五味俱全，但以酸味为主，同时又善于敛肺止汗，可以配伍麻黄根、牡蛎等治疗自汗、盗汗。同时本品甘温而涩，入肾能够补肾涩精止遗，可以配伍麦冬、熟地黄、山茱萸、山药等同用治疗梦遗。

二药相配可组成丹参五味子片，具有益气养阴、活血通络、清心除烦、敛肺止咳、理气止痛的功能，主治气阴两虚兼心肾不交引起的心悸、失眠、健忘、多梦、乏力等症状。因此，丹参、五味子对于心血不足、心血瘀阻等引起的失眠具有一定的治疗作用。王立忠教授认为久患失眠者，往往有瘀血因素参与，故治疗时多加丹参以增强疗效。现代研究认为，五味子素有广泛的中枢抑制作用，且表现出类似安眠药的特性。五味子素（五味子醇甲）腹腔注射，随剂量的增加可减少小鼠自发活动，还能对抗咖啡因引起的小鼠兴奋，可明显延长巴比妥钠及戊巴比妥钠引起的小鼠睡眠时间，以及对抗电休克、戊四氮等引起的惊厥。

15. 乌梅与百合

乌梅味酸、涩，性平，归肝、脾、肺、大肠经。它的主要作用包括敛肺、涩肠、生津、安蛔。乌梅可以用于治疗肺虚久咳、久泻久痢、虚热消渴、蛔厥呕吐腹痛等症状。此外，乌梅还具有养血、柔肝、安神和荣筋疏络止痛之效，可用于治疗肝阴不足、血虚夹瘀的患者。临床见夜寐下肢酸痛、麻木肿胀（类似不宁腿综合征），同时伴有心烦、不寐等症状，乌梅最是佳药，可于辨治方中加用之，每收著效。《神农本草经》言其："除热烦满，安心，止肢体痛。"著名中医学家俞云教授在一次讲座中曾说乌梅可以治疗早醒、醒后不易入睡的失眠患者，同时具有抗肿瘤的作用。百合是一种药食两用植物，具有滋阴润肺、止咳化痰、宁心安神等功效，临床主要用于肺燥或肺热咳嗽等症。百合甘寒，能清肺润燥，常与麦冬、沙参、贝母、甘草等配伍，治疗肺燥或肺热咳嗽等病症，另外可用于热病后余热未清、神思恍惚等症。

乌梅与百合二药合用，早在《神农本草经》中就有关于百合的记载。《日华子本草》云："安心，定胆，益智，养五脏。"东汉医圣张仲景分析了前人的经验，明确了百合的清热、宁心、安神之效。现代研究认为百合有镇静作用；乌梅丸具有镇静催眠、安神定志、健脾和胃、涩肠止泻、生津敛阴等功效和作用，可用于治疗顽固性失眠。镇静催眠也是乌梅丸的主要作用之一，具有抑制中枢神经系统的作用，能够缓解紧张情绪，促进睡眠。其能调节大脑神经功能，改善焦虑、烦躁等负面情绪状态，从而达到平复心绪的目的。黎同明等的现代研究证实，乌梅水煎液较生理盐水能明显减少小鼠的自主活动次数，显著缩短戊巴比妥钠导致小鼠入睡时间，延长其睡眠持续时间，且能明显增加入睡小鼠数量。王教授受此启发，临床上经常体会二者合用的疗效，经长期临床实践，效果得以印证，二者合用既符合中医之理，亦符合现代药理研究。

16. 灯心草与甘松

灯心草性味甘淡微寒，主入心、肺、小肠经，具有利小便、清心火的功效。其临床主要用于小便不利、淋沥涩痛之症，以及心烦失眠、口舌生疮、咽喉肿痛等。另外，灯心草炭制后具有止血功效。甘松性味辛甘温，归经为脾、胃经，其有理气止痛、祛湿醒脾、开郁安神之效，临床可以用于治疗脘腹胀满、食欲不振、呕吐、失眠多梦、乏力懒言等症。

王立忠教授认为，对于心经火热不盛的热扰心神之失眠，可以二者联合应用，泡水代茶饮就会有较好疗效，具有简便廉验的特点。同时，亦可在辨证已选方剂基础上加用二者，以增强清心镇静安神之功，提高临床疗效。现代研究证实，灯心草含有纤维、脂肪油、蛋白质、多聚糖等成分，具有镇静催眠的作用，还具有一定的抗炎、抗氧化作用。甘松亦具有镇静、抗脑缺血和提高学习记忆能力，以及抗心律失常和保护心肌的作用。

17. 灯心草与蝉蜕

灯心草甘淡微寒，入心、肺、小肠经，有利小便、清心火的功效。蝉蜕味甘、咸，性凉，归肺、肝经。功效为疏散风热，利咽开音，透疹，明目退翳，息风止痉。其可用于风热感冒，温病初起，咽痛音哑，麻疹不透，风疹瘙痒，目赤翳障，急慢惊风，破伤风证，小儿夜啼不安。现代药理研究表明：蝉衣具有抗惊厥、镇静、降低横纹肌紧张度并阻断神经节解除支气管平滑肌痉挛，以及抗过敏等作用。故蝉衣在临床上不只限于治疗风热感冒，失音，还可用于止咳、治聋、疗失眠及治疗过敏性鼻炎。同时其具有退热、止痛、安神的功效，还能减轻肌肉抽搐、缓解气喘，能增强人体免疫力，抑制肿瘤生长，降低血脂水平，预防血管堵塞。其主要成分包括天然甲壳素、蛋白质、氨基酸等活性物质。王立忠教授所研制的神衰胶囊中就有蝉蜕，取其清热镇惊安神之功，主治多数神经衰弱患者所具有的头晕头痛、失眠多梦、记忆力减退、精神不易集中、情绪不宁等症状，亦可用于小儿夜啼不安。王立忠教授喜用蝉蜕、灯心草煮水代茶饮用，以治疗小儿夜啼不安，本品没有异味，易于饮用，小儿能够接受。

18. 佛手与郁金

佛手辛香行散，味苦疏泄，主入气分以行气解郁，善治肝郁气滞、胸腹胀痛等。本品气味清香，药性平和，虽属辛苦而温之品，却无燥烈之弊，能入肺、肝、脾、胃四经，对诸气滞均可用之。治肺气郁滞之胸闷及脾胃气滞，佛手可配木香、枳壳等同用；治肝气郁结及肝气犯胃之证，可配青皮、川楝子等同用。其还可治疗痰多咳嗽，本品虽化痰止咳之力较弱，但兼理气宽胸之功，故对咳嗽日久痰多，而见胸膺闷痛者甚为适宜，可配橘络、丝瓜络、枇杷叶等同用。郁金味辛、苦，性寒，入肝、胆、心经，有活血止痛、行气解郁之功，该药既入血分，又入气分，长于治疗气滞血瘀之证。

王立忠教授认为，平素情志不遂，或暴怒伤肝，或忧思气结，或焦虑不安等，均可致机体气机不畅，气郁日久则化火扰神，神不安则发不寐。故王立忠教授临证时善于用佛手、郁金配伍治疗因情志不畅引起的不寐，其中佛手性温，主入肝经气分，偏于阳；郁金偏寒，主入血分，偏于阴。两药相合，一阴一阳，寒热相宜，气血双调，共奏行气活血、解郁安神之功，神安则寐。常用剂量为郁金15g，佛手10g。佛手，《滇南本草》云："补肝暖胃，止呕吐，消胃寒痰，治胃气疼痛，止面寒疼，和中行气。"《本草纲目》云："煮酒饮，治痰气咳嗽。煎汤，治心下气痛。"

三、重镇安神

1. 龙骨与牡蛎

龙骨味甘、涩，性微寒，入心、肝经。本品质重沉降，以生品入药，功专平肝潜阳、镇静安神，既可用于治疗肝肾阴虚、肝阳上亢所引起的头晕目眩、烦躁等症，又可治神志不宁、心悸失眠，以及惊痫、癫狂等症。龙骨煅后入药，功专收敛固涩，用于治疗遗精、滑泄、久泻脱肛、崩漏、带下、自汗、盗汗等症。另外，其煅后外用还可收湿敛疮，用于治疗湿疹痒疹，以及疮疡溃后久不愈合者。牡蛎性味咸微寒，归于肝、胆、肾经。牡蛎具有潜阳补阴、重镇安神、软坚散结、收敛固涩、制酸止痛的功效，临床上主要用于治疗肝阳上亢、眩晕耳鸣、心神不宁、惊悸失眠、瘰疬痰核、癥瘕痞块，以及肝肾阴虚引起的自汗盗汗、遗精滑精、崩漏带下和胃痛吞酸等症状。

龙骨质体重坠，为化石之属，功专平肝潜阳、镇静安神、敛汗固精、止血涩肠、生肌敛疮；牡蛎质体沉重，为贝壳之类，功善敛阴潜阳、涩精、止汗、止带、化痰、软坚。二药配伍，相须为用，镇潜固涩，养阴摄阳，阴精得敛可固，阳得潜而不浮越，从而痰火不上泛，虚火不上冲，虚阳不上扰，则阴阳调和，阴平阳秘。其主治阴虚阳亢以致心神不安、烦躁、心悸怔忡、失眠健忘、头晕目眩、耳鸣等症。常用量为龙骨15～30g，牡蛎15～30g，先煎。龙骨、牡蛎同用，出自《伤寒论》桂枝甘草龙骨牡蛎汤，治火逆证下后，又加烧针，心阳内伤，烦躁不安，以及心悸怔忡等症。龙骨、牡蛎共用，治神经衰弱诸症，确有镇静安眠之功。其治疗机制，正如张锡纯云："人身阳之精为魂，阴之精为魄。龙骨能安魂，牡蛎能强魄。魂魄安强，精神自足，虚弱自愈也。是龙骨、牡蛎固为补魂魄精神之妙药也。"又谓："龙骨入肝以安魂，牡蛎入肺以定魄，魂魄者，心神之左辅右弼也。"故王立忠教授在临床上经常二者并用以增强镇静安神之效。另有药理研究显示，龙骨水煎液可显著减少小鼠的自主活动，缩短其入睡时间，延长睡眠时间，延长戊四氮所致的小鼠惊厥潜伏期，减少惊厥发生，提示龙骨有很强的镇静与抗惊厥作用。

2. 丹参与紫石英

丹参性味苦微寒，归心、肝经，具有活血祛瘀、通经止痛、清心除烦、凉血消痈之功效，可用于治疗胸痹心痛，脘腹胁痛，癥瘕积聚，热痹疼痛，心烦不眠，月经不调，痛经经闭，疮疡肿痛。紫石英味甘，性温，入心、肝经。其既能镇心安神定惊，治心神不安、心悸怔忡等症；又能降逆气、暖子宫，用于治疗肺虚寒嗽、咳逆上气，以及妇女血海虚寒不孕。

王立忠教授认为紫石英入于血分，上能镇心，定惊悸，安魂魄，镇逆气；下能益肝，填补下焦，散阴火，止消渴，暖胞宫。丹参入走血分，既能清心除烦，又能凉血安神。二药相互为用，一寒一温，相辅相成，无寒温之虑，且凉血安神、平肝潜阳之功益彰。故临床上常用二者配合，治疗失眠、心悸、不孕等诸多疾病，并体现了活血安神之法。现代药理研究表明，丹参能够扩张冠状动脉，改善心功能，还有抗凝血、抑菌、保护心脑系统、降血脂、抗动脉粥样硬化等多种作用。此外，它还能增强免疫力，抗炎抗过敏，护肝抗胃溃疡，抗肿瘤，镇静镇痛，对呼吸系统和肾功能也有改善作用。

3. 龙齿与磁石

龙齿味涩，性凉，入心、肝经。本品质重性凉，功善镇惊安神、清热除烦，故常用于治疗惊痫癫狂、心悸烦热、失眠多梦等症。凡因惊成痫，癫狂谵语者，本品可与龙骨、牡蛎、茯神配伍，以镇惊养心安神；凡癫痫狂乱，恍惚多忘，属气血不足者，可与人参、当归、酸枣仁、远志等相配，以补气养血安神；凡心气不足，心悸怔忡，梦寐不宁者，可与人参、石菖蒲、远志等同用，以益气养心安神。龙齿也可适当用于更年期综合征，主要调理心、肝、肾的功能。磁石性味咸寒，归心、肝、肾经，具有平肝潜阳、聪耳明目、镇惊安神、纳气平喘的功效，主治肝阳上亢之头晕目眩、惊悸失眠、目昏翳障、耳鸣耳聋、肾虚喘逆等症。

龙齿为质重味涩之化石，重以去怯，涩可收敛，能镇心惊，安魂魄；磁石为氧化物类矿物磁铁矿，质体亦重坠，也是镇静安神之良剂。二药相伍为用，功专镇肝潜阳、安魂定魄。王立忠教授临床上常在辨证基础上加用二者以增强镇静安神之功，往往取得较好疗效。

4. 石决明与紫石英

石决明味咸，性寒，入肝经。石决明得水中阴气以生，其形圆如卵而扁，生品入药则潜降之力甚强，能使肝热、肝火、肝阳迅速下降，以达平肝热、息肝风、泄风热而明目之功，用于治疗风阳上扰、头痛、眩晕、青盲内障、目赤肿痛、惊悸抽搐、骨蒸劳热。紫石英味甘，性温，入心、肝经，可镇心安神、温肾暖宫、温肺平喘。

石决明平肝潜阳，清肝明目；紫石英镇心定惊，温肺，暖宫。紫石英为矿石之品，石决明为贝壳之辈。紫石英镇心平肝，以定惊为主；石决明清热凉肝，以镇静为要。二药合参，镇肝潜阳，平肝降压，泄热息风，明目益彰，主治肝阳上逆，以致头晕、头胀、头痛、目眩、失眠等症。紫石英、紫贝齿，青龙齿、紫贝齿，紫石英、生石决明，同可用于治疗高血压病，证属实证者宜用。若面红耳赤、大便秘结、半身肢体麻木者，配伍大黄、枳实，或与全瓜蒌、石膏合用，其效更著。常用量为石决明 10 ～ 30g，紫石英 10 ～ 20g，先煎。此亦为王立忠教授之临床应用经验。

5. 石决明与磁石

磁石入心、肝、肾经，可平肝潜阳，聪耳明目，镇惊安神，纳气平喘，可治心神不宁、惊悸、失眠，以及肝阳上亢、头晕目眩、视物昏花、耳鸣耳聋、肾虚喘逆。石决明性寒，味咸，归肝经，具有平肝潜阳、清肝明目的功效。本品生用可平肝、清肝，煅用有收敛、制酸、止痛、止血的作用，可以用于治疗肝阳上亢、头晕目眩、目赤翳障、视物昏花、胃脘痛、外伤出血等。

石决明入于肝经，以平肝为主；磁石偏走肾经，以滋肾为要。二药参合，有水、木相生之妙用，共奏滋肾平肝、镇惊潜阳、降低血压之功，善治肝肾阴虚，水不涵木，肝阳上扰，症见头晕、目眩、头胀、头痛、耳鸣、耳聋、失眠多梦、头重脚轻等症。若以肝阳上亢为主者，可与天麻、钩藤、珍珠母伍用；若以肾虚为主者，可与枸杞子、菊花合参。王立忠教授经常应用此药对治疗肝阳上亢型疾病。常用量为石决明 10 ～ 30g，珍珠母 10 ～ 30g，先煎。

现代药理研究证实，石决明中某些生物碱如石决明碱具有镇静作用，可抑制中枢神经系统兴奋性，促进睡眠。石决明提取物中的生物碱联合使用可能增强镇静效果，缩短入睡时间，改善睡眠质量。生物碱通过与特定神经递质受体相互作用，如γ氨基丁酸(GABA)受体，发挥镇静催眠作用。石决明中含有的生物碱对中枢神经系统具有广泛的影响，包括镇静和催眠作用，如芦丁素具有镇静和催眠作用，可缓解焦虑、失眠和神经紧张。毛果芸香碱具有抗焦虑和镇静作用，可改善睡眠质量，延长睡眠。

6. 紫石英与磁石

紫石英镇心定惊、温肺、暖宫，磁石可重镇安神、益肾纳气、平肝潜阳。紫石英以入肝经为主，磁石以走肾经为要，二者伍用，亦有肝肾同治之妙用。另外，二者又为矿石之辈，质体亦属重坠，故参合使用，重镇之力增强，共奏滋肾平肝、镇静安神、降低血压之功。二者合用，主治肾阴不足，水不涵木，肝阳上逆，以致头晕、耳鸣、失眠、多梦等症。常用量为紫石英 10 ～ 20g，磁石 10 ～ 30g，先煎。王立忠教授认为紫石英、磁石在临床上是比较常见与常用的中药，二者具有镇心安神的作用，可用于治疗心悸气短、虚烦失眠等症。现代药理研究认为，磁石具有镇静、镇痛、抗惊厥的作用，可以缓解心悸、失眠、疼痛、惊厥等症状。

7. 朱砂与琥珀

朱砂性味甘微寒，归心经，能镇惊清心，明目安神，解毒。其内服能镇心安神，以治心悸、怔忡、失眠烦躁、惊痫、癫狂等症。此外，本品外用可解毒杀菌，以治口舌生疮、咽喉肿痛、疮疡肿毒等症。琥珀味甘，性平，入心、肝、膀胱经，既能镇静安神，以治惊风、癫痫、惊悸、失眠等症，又能利水通淋、活血化瘀、通经散结，以治小便癃闭、血淋、气滞血瘀、月经不通、癥瘕疼痛等症。

朱砂色赤入心，镇心安神，解毒杀菌；琥珀专走心肝，镇静安神，利水通淋，活血化瘀。二药伍用，心肝同治，镇静、镇惊安神的力量增强。朱砂配伍琥珀治疗睡眠障碍伴多梦证候，系王立忠教授于临床实践中总结出来的用药经验。但因朱砂有毒，故不宜久服。王立忠教授精心研制的神衰胶囊中亦有朱砂，因此神衰胶囊亦不宜久服。王立忠教授曾说，小儿夜惊、老人不眠、壮人癫狂等皆可辨证应用，但随着时代发展，朱砂尽量少用，不得已可以用磁石、龙齿、代赭石等代替。

8. 朱砂与磁石

朱砂是一种矿物质，其主要成分是硫化汞。朱砂味甘，性微寒，有毒，归心经，有清心镇惊、安神明目、清热解毒的作用。朱砂秉寒降之性，既可重镇安神，又能清心火，故最宜心火亢旺、心神不宁之证，每与黄连、莲子心等清心除烦之品同用，亦可以用于治疗烦躁不安、惊悸不眠、惊风、癫痫等。而其清热解毒之效则可用于疮痈肿毒、咽喉肿痛、口舌生疮及毒蛇咬伤。另其可作丸剂的外衣，能加强安神作用，并有防腐之功。应当注意的是，朱砂有毒，不宜大量服用，也不宜久服；用量多为 0.1 ～ 0.5g，多入丸散服；孕妇及肝肾功能不全者禁用；同时忌火煅，宜水飞入药。磁石咸，寒，归心、肝、肾经。其能平肝潜阳以治肝阳上亢之头晕目眩，镇惊安神以治心神不宁、惊悸失眠，聪耳明目、纳气平喘以治目昏翳障、耳鸣耳聋、肾虚喘逆等。

朱砂、磁石均为质重沉降之品，具有摄纳浮阳、镇心明目的功效。朱砂性甘、微寒，归心经；磁石味咸，性寒，归心、肝、肾经。孙思邈在《备急千金要方》中将二药合用，并配以六神曲组成磁朱丸。方中磁石入肾，为君药，具有镇惊安神、益阴潜阳、聪耳明目的作用；朱砂入心，为臣药，镇心清火，安神定志；六神曲能够健脾和胃，帮助消化，为佐药。三药合用即为磁朱丸，共同发挥镇心、安神、明目的功效，以治疗心肾不交所致心悸失眠、耳聋耳鸣、视物昏花等。

现代药理研究认为，磁石能降低戊巴比妥钠的阈剂量，缩短入睡潜伏期，拮抗戊四氮所致的小鼠惊厥，延长二甲弗林所致的惊厥潜伏时间，降低角叉菜胶引起的小鼠足肿胀度，缩短出血、凝血时间。朱砂有安神镇静作用，可以舒缓神经、减少紧张情绪，对于失眠、多梦、易惊等神经症状有缓解作用。

9. 黄连与朱砂

黄连始载于《神农本草经》，被列为上品。《本草纲目》中记载："其根连珠而色黄，故名。"其性味苦寒，归心、脾、胃、肝胆、大肠经，功效为清热燥湿、泻火解毒，用于治疗湿热痞满、呕吐吞酸、泻痢黄疸、高热神昏、心火亢盛、心烦不寐、心悸不宁、血热吐衄，以及目赤、牙痛、消渴、痈肿疔疮等。朱砂性味甘寒，质重，既可重镇安神，又能清心火，故最宜心火亢盛，内扰神明之心神不宁证。

黄连苦寒，偏于清中焦脾胃、大肠湿热，具有清热燥湿、泻火解毒之功；朱砂甘微寒，归心经，具有清心镇惊、安神明目、解毒之功效。故黄连配朱砂，可清心火而安神志，以治失眠烦躁，以及温热病、热入营血之烦躁。常用量为黄连 2～6g，朱砂 0.1～0.5g。黄连配伍朱砂古已有之，朱砂安神丸就是经典代表方。现代研究认为朱砂对神经系统有一定的抑制作用，中成药朱砂安神丸就有明显的镇静安神作用。但由于朱砂有一定的毒性，故现在在中药汤剂中较少用之。

10. 磁石与代赭石

磁石咸寒，归心、肝、肾经，具有平肝潜阳、聪耳明目、镇惊安神、纳气平喘的功效，主治头晕目眩、惊悸失眠、耳鸣耳聋、肾虚喘逆等症。代赭石苦寒入心，具有宁心安神之妙。凡心气血虚、痰涎扰心所致的不寐，均可用之。如张锡纯提出代赭石能导阳归阴，潜镇安神，其所创立的安魂汤，其中用代赭石之意就是"以导引心阳下潜，使之归藏于阴，以成瞌睡之功也"。

磁石补肾平肝以聪耳明目、纳气平喘、平肝潜阳、镇惊安神；代赭石平肝以潜阳，重镇降逆以降肺胃之气，凉血止血。磁石与代赭石均为重镇潜阳、镇惊安神之品，皆可治肝阳上亢，扰乱心神所致的心烦失眠。常用剂量为磁石 9～30g，代赭石 9～30g。王立忠教授在临床常以代赭石配磁石、酸枣仁、龙骨、牡蛎、茯神等，治疗不寐，收效显著。现代药理研究认为，磁石能抑制中枢神经系统，有镇静、催眠及抗惊厥作用。代赭石具有镇静作用，能够缓解焦虑、紧张等情绪。其所含化学成分能够调节神经系统，帮助人们放松心情，促进睡眠，减少夜间醒来次数，提高睡眠质量。这可能与其含有的一些矿物质成分对神经传导和肌肉松弛的影响有关。

11. 琥珀与珍珠母

琥珀性味甘平，归肝、心、膀胱经，有镇惊安神、散瘀止血、利水通淋的功效。《名医别录》云："安五脏，定魂魄……消瘀血，通五淋。"珍珠母咸寒入肝，可平肝潜阳、清泻肝火，适用于肝阴不足，肝阳上亢所致的头痛眩晕、耳鸣、心悸失眠等症，也用于高血压所致的头晕痛，常与钩藤、天麻等同用；珍珠母质重入心经，有镇惊安神之功，可用于治疗心悸失眠、惊厥、心烦意乱等，常与茯苓、石菖蒲、酸枣仁等同用；珍珠母性寒清热，有清肝明目之效，可用于肝肾阴虚或肝火上攻所致的目疾。本品能清肝火补肝阴，肝虚目昏、肝热目赤皆可选用。

王立忠教授常用此对药治疗肝阳上亢、心神所伤而致的心神不宁、惊悸失眠、健忘多梦等症，亦用于失眠兼有瘀血阻滞、小便不通、虚火上浮的患者。常用剂量为琥珀 3～6g，珍珠母 20～30g。现代药理研究认为，珍珠母对戊巴比妥钠的中枢抑制有明显的协同作用。琥珀中的有机酸和微量元素可以通过调节神经递质的释放，产生镇静安神作用，有助于改善睡眠质量、缓解焦虑和紧张情绪。

四、和胃化痰安神

1. 炒麦芽与炒莱菔子

炒麦芽是禾本科植物大麦的成熟果实经发芽干燥后，再将其用文火炒至黄色或棕黄色而制成。炒麦芽性味甘平，归脾、胃经，具有行气消食、回乳消胀的功效，对于食积不消、脘腹胀痛等症状有较好的缓解作用，还可用于哺乳期妇女断乳，减轻乳房胀痛。炒莱菔子性平，味辛、甘，功效为消食除胀，降气化痰。它在临床上的应用很广，常用于饮食停滞、脘腹胀痛、大便秘结、积滞泻痢、痰壅喘咳等。

《素问·逆调论》云："胃不和则卧不安。"王教授认为"胃不和"不能一概而论，应当分虚实，虚者多因脾胃虚弱，运化无权，而致气血不足，心神失养；实者多因素食停滞，气机失调，升降失常，营卫失于调和而发不寐。清代张璐《张氏医通·不得卧》云："脉滑数有力不眠者，中有宿滞痰火，此为胃不和则卧不安也。"故王教授治疗此类不寐时，分虚实两端，实者给予焦山楂、炒莱菔子治疗；虚者给予麸炒山药、陈皮治疗，疗效颇佳。炒麦芽功善行气消食、健脾开胃，长于治疗米面类饮食积滞。炒莱菔子既能消食化积，又善行气消胀，对于食积气滞之证尤为适宜。炒麦芽主消有形之物，炒莱菔子主行无形之气，两者虚实互补，行消并用，积滞得消，胃气得降，神安而寐。常用剂量为炒麦芽 20g，炒莱菔子 15g。

2. 麸炒山药与陈皮

山药，又名薯蓣，是薯蓣科植物薯蓣的干燥根茎，块茎呈长圆柱形，垂直生长。山药味甘，性平，归肺、脾、肾经，能补脾、养肺、固肾、益精，主要治疗脾虚泄泻、食少浮肿、肺虚咳喘、消渴、遗精、带下、肾虚尿频。其外用可治痈肿、瘰疬。陈皮又称为橘皮，为芸香科植物橘及其栽培变种的干燥成熟果皮。橘，常绿小乔木或灌木，栽培于丘陵、低山地带、江河湖泊沿岸或平原。陈皮辛香走窜，温通苦燥，入脾、胃经，有行气、除胀、燥湿之功，善治脾胃气滞、湿阻之证。

山药擅长补脾养胃，为滋补脾胃的佳品；陈皮能理气健脾，促进脾胃气机的运行，使脾胃的运化功能更加顺畅。两者合用，可有效改善脾胃虚弱引起的消化不良、食欲不振、腹胀等问题。两药相伍，补脾养阴，理气化湿，补中有行，收散相合，充正气而不留邪，脾胃健而胃气安，人得以寐。常用剂量为麸炒山药 15 ～ 30g，陈皮 10g。另外山药和陈皮都是药食同源的物品，安全性较高，既可以作为食物日常食用，也可以作为中药材用于调理身体。现代药理学研究表明，山药还有降低血糖的作用，是糖尿病患者的食疗佳品。其还可有效阻止血脂在血管壁沉淀，预防心血管疾病，以及达到益志安神、延年益寿的效果。

3. 法半夏与石菖蒲

法半夏是植物半夏的炮制加工品。半夏味辛，性温，归脾、胃、肺经，有毒，有燥湿化痰、降逆止呕、消痞散结、消肿止痛的作用。本品可以治疗湿痰寒痰，还可以治疗痰饮或胃寒导致的胃气上逆呕吐，除此之外还能治疗心下痞、结胸、梅核气、瘿瘤、痰核、痈疽肿毒、毒蛇咬伤等。石菖蒲味辛、苦，性温，归心、胃经，能开窍醒神、化湿和胃。本品可以治疗痰湿秽浊之邪蒙蔽清窍导致的神志昏乱等，还可以治疗湿浊中阻、脘腹痞满、胀闷疼痛等，除此之外还可以治疗噤口痢、健忘、失眠、耳鸣、耳聋、声音嘶哑、痈疽疮疡、风湿痹痛、跌打损伤等。

二药均善化痰，合用相得益彰，对胃有痰浊内阻，湿阻中焦，痞塞不通之不寐有化痰通窍安神之功。常用剂量为法半夏 10 ～ 30g，石菖蒲

10～15g。现代药理研究证实，法半夏对中枢神经系统有良好的镇静和催眠作用。法半夏用蜜炙后，可去其毒性，保留其功效。石菖蒲对中枢神经系统有兴奋和抑制双向调节作用，既能镇静安神，又能醒脑开窍，对脑组织和神经细胞有较好的保护作用。所以王立忠教授常二者合用，治疗神经系统相关疾病，能起到较好的临床疗效。

4. 半夏与秫米

半夏为天南星科植物半夏的干燥块茎，生用有毒，用前须炮制。炮制品有清半夏、姜半夏、法半夏等。本品具有燥湿化痰、降逆止呕、消痞散结的功效，可以用于治疗呕吐反胃、咳喘痰多、胸膈胀满、痰厥头痛、头晕、不眠、痰饮眩悸、梅核气等病症，外用可治痈肿痰核、疮疡肿毒、毒蛇咬伤等病症。同时，半夏亦有利咽喉的功效，可以治疗慢性咽炎、急性咽炎、梅核气等。秫米为禾本科一年生草本植物粟的干燥种子，味甘，性微寒，入肺、大肠经，能和胃安眠，治脾胃虚弱，或胃失安和，以致夜寐不安，即所谓"胃不和则寐不安"之症。

半夏燥湿化痰，和胃降逆，消痞散结；秫米和胃安眠。半夏通阴阳和表里，使阳入阴而令安眠；秫米和脾胃，制半夏之辛烈，以使安睡。二者参合，阴阳通、脾胃和、升降灵，运行不息，其人即可入睡。故《黄帝内经》认为饮药后，复杯即瞑，言其效之神速也。二者合用，主治失眠（神经衰弱），证属脾胃虚弱，或胃失安和引起的夜寐不安者，又可治痰饮客于胆府，自汗不得眠，以及温病愈后，吐稀痰而不咳，彻夜不眠。常用量为法半夏6～10g，秫米10～15g。

法半夏、秫米伍用，为《黄帝内经》仅有的十三方之一半夏秫米汤，此方专为不寐而设，为治疗不寐之良方，功效显著。盖阳明为水谷之海，气逆不降，则奔迫而上，所以不得卧。明代张景岳谓："治久病不寐者神效。"王立忠教授认为凡胃脘不适，以致不能入睡的失眠者，屡用有验。二者伍用之理，近代医学家张锡纯云："观此方之义，其用半夏，并非为其利痰，诚以半夏生当夏半，乃阴阳交换之时，实为由阳入阴之候，故能通阴阳和表里，使心中之阳渐渐潜藏于阴，而入睡乡也。秫米即芦稷之米（俗名高粱），取其汁浆稠润甘缓，以调和半夏之辛烈也。"何谓秫米，其说不一。王立忠教授常用小黄米或粳米代替，偏热者用粳米，偏虚寒者用小黄米。

第九章　失眠中成药精选

　　失眠是一种常见病症，选用中成药治疗失眠不仅不良反应少，服药方便，而且效果也不错，但治疗失眠的中成药品种繁多，如何使其发挥最佳疗效，关键是辨证施用。王立忠教授根据多年临床实践，总结出中成药的用药经验。

一、心脾两虚

　　本证以不易入睡，梦多易醒，醒后再难入睡，兼见心悸健忘，头晕目眩，肢倦神疲，饮食无味，舌质淡，苔薄白，脉沉细为辨证要点；治宜补益心脾，养血安神；可选的中成药有枣仁安神胶囊、柏子养心丸、归脾丸、安神补心丸、脑心舒口服液等。

1. 枣仁安神胶囊

　　枣仁安神胶囊是由炒酸枣仁、醋五味子、丹参组成的中成药，具有补心养肝、安神益智、镇静催眠的功效，主要用于慢性失眠及因失眠所致的头晕、头痛、健忘等诸多不良症状，临睡前半小时服用效果好。此外，枣仁安神胶囊能有效改善失眠患者的睡眠质量，很受患者信赖。枣仁安神胶囊以酸枣仁为君药，补肝、宁心、敛汗、生津，养血而益心肝。其辅以五味子收敛固涩、益气生津、补肾宁心，使精生而阴长，心血充足；五味子兼能收敛脏气，使心神能守、肝阳不扰。枣仁安神胶囊可使部分患者体内的胆固醇水平下降。在实验性动脉粥样硬化大鼠中，口服丹参有降低血脂的作用，对主动脉病变亦有保护作用。

　　用法用量：口服。每日 1 次，每次 5 粒，临睡前服用。

　　注意事项：①孕妇慎用。②由于消化不良所导致的睡眠差者忌用。③按照用法用量服用，糖尿病患者、小儿应在医师指导下服用。④服药 2 周症状未缓解，应去医院就诊。⑤对本品过敏者禁用，过敏体质者慎用。

⑥本品性状发生改变时禁止使用。⑦儿童必须在成人的监护下使用。⑧请将本品放在儿童不能接触的地方。⑨如正在使用其他药品，使用本品前请咨询医师或药师。

2. 柏子养心丸

柏子养心丸由柏子仁、党参、炙黄芪、川芎、当归、茯苓、远志（制）、酸枣仁、五味子（蒸）、朱砂等药组成，作用为补气、养血、安神，用于治疗心气虚寒、心悸不宁、失眠多梦、健忘等。

用法用量：口服。每日 2 ～ 3 次，每次 6g。

注意事项：忌食辛辣食物，肝阳上亢者不宜服用。

3. 归脾丸

归脾丸由党参、白术（炒）、黄芪（炙）、茯苓、远志（制）、酸枣仁（炒）、龙眼肉、当归、木香、大枣（去核）、甘草（炙）等药组成，功效为益气健脾、养血安神，可用于心脾两虚所致的气短心悸、失眠多梦、头昏头晕、肢倦乏力、食欲不振。

用法用量：口服。每日 3 次，每次 10 粒。

注意事项：①忌不易消化的食物。②感冒发热患者不宜服用。③高血压、心脏病、肝病、糖尿病、肾病等慢性病严重者应在医师指导下服用。④儿童、孕妇、哺乳期妇女应在医师指导下服用。⑤服药 4 周症状无缓解，应去医院就诊。⑥对本品过敏者禁用，过敏体质者慎用。⑦本品性状发生改变时禁止使用。⑧儿童必须在成人监护下使用。⑨请将本品放在儿童不能接触的地方。⑩如正在使用其他药品，使用本品前请咨询医师或药师。

4. 安神补心丸

安神补心丸主要组成为丹参、五味子（蒸）、石菖蒲、安神膏（合欢皮、菟丝子、墨旱莲、首乌藤、地黄、珍珠母、女贞子），适用于人体心血不足、虚火内扰，所导致的心悸、失眠、头晕、耳鸣、周身乏力等情况。其中丹参为君药，具有活血、补血、安神定志的功能；五味子为臣药，具有养血生津、交通心肾、辅助丹参补心安神的功效；佐药合欢皮、石菖蒲，能开窍祛痰、解瘀活血；并应用安神膏以补肝、补肾、养心安神。而研究证明，安神补心丸具有镇静催眠，以及改善神经衰弱、脑供血不足、心血不足、虚火内扰等情况的作用。

用法用量：口服。每日 3 次，每次 15 丸。

注意事项：①忌烟酒，以及辛辣、油腻食物。②服药期间要保持情绪乐观，切忌生气恼怒。③感冒发热患者不宜服用。④高血压、心脏病、肝病、糖尿病、肾病等慢性病严重者应在医师指导下服用。⑤儿童、孕妇、哺乳期妇女、年老体弱者应在医师指导下服用。⑥服药 7 天症状无缓解，应去医院就诊。⑦对本品过敏者禁用，过敏体质者慎用。⑧本品性状发生改变时禁止使用。⑨儿童必须在成人监护下使用。⑩请将本品放在儿童不能接触的地方。⑪如正在使用其他药品，使用本品前请咨询医师或药师。

5. 脑心舒口服液

脑心舒口服液主要成分为蜜环菌浓缩液、蜂王浆、蜂蜜、乙醇、苯甲酸钠，功效为滋补强壮、镇静安神，可用于身体虚弱、心神不安、失眠多梦、神经衰弱、头痛眩晕等。该药物可通过调整身体内在平衡，缓解焦虑、紧张情绪，以解决睡眠质量差的问题。

用法用量：口服。每日 2 次，每次 10mL。

注意事项：①按照用法用量服用，长期服用应向医师或药师咨询。②本品应餐后服用。③服用本品 1 周后症状未见改善或加重者，应到医院就诊。④药品性状发生改变时禁止服用。⑤儿童必须在成人监护下使用。⑥请将此药品放在儿童不能接触的地方。⑦如正在服用其他药品，使用本品前请咨询医师或药师。

二、胃气不和

本型患者多为平素喜食生冷寒凉之品，或平时过度忧愁、喜怒无常，或伤心过度，抑或年老体弱，或饮食不洁、不节之人。此证临床表现为失眠多梦、胃脘部胀满不适甚则疼痛、口气臭秽、善太息、情绪不稳、舌苔黄腻、脉滑或弦细滑，治疗以健脾益气、和胃安神为主，可选的中成药有宁神灵颗粒、解郁丸、舒眠胶囊、甜梦口服液、舒肝解郁胶囊、刺五加片等。

1. 宁神灵颗粒

宁神灵颗粒主要组成为柴胡、黄芩、大黄、半夏、桂枝、甘草、龙骨、牡蛎，功效为疏肝开郁、镇惊安神，用于治疗头昏头痛、心烦易怒、心悸不宁、胸闷少气、少寐多梦。

用法用量：开水冲服。每日 2 次，每次 14g。

注意事项：①有心血管疾病的患者及年老体弱者，应在医师的指导下服用。②孕妇及糖尿病患者慎用。③服药 3 天后症状无改善，或病情加重者，应向医生咨询。④对本品过敏者禁用，过敏体质者慎用。⑤本品性状发生改变时禁止使用。⑥儿童必须在成人监护下使用。⑦请将本品放在儿童不能接触的地方。⑧如正在使用其他药品，使用本品前请咨询医师或药师。

2. 解郁丸

解郁丸主要组成为白芍、柴胡、当归、郁金、茯苓、百合、合欢皮、甘草、小麦、大枣等，功效为疏肝解郁、养心安神，可用于肝郁气滞、心神不安所致的胸胁胀满、郁闷不舒、心烦心悸、易怒、失眠多梦。

用法用量：口服，每次 4g，每日 3 次。

注意事项：①少吃生冷及油腻难消化的食品。②服药期间要保持情绪乐观，切忌生气恼怒。③孕妇服用时应向医师咨询。④感冒时不宜服用，高血压、心脏病、糖尿病、肝病、肾病等慢性病严重者应在医师指导下服用。⑤本品宜用温开水送服。⑥服药 3 天症状无缓解，应去医院就诊。⑦儿童、年老体弱者应在医师指导下服用。⑧对本品过敏者禁用，过敏体质者慎用。⑨本品性状发生改变时禁止使用。⑩儿童必须在成人监护下使用。请将本品放在儿童不能接触的地方。如正在使用其他药品，使用本品前请咨询医师或药师。

3. 舒眠胶囊

舒眠胶囊主要组成为酸枣仁、柴胡、白芍、合欢花、合欢皮、僵蚕、蝉蜕、灯心草，功效为疏肝解郁、宁心安神，可用于治疗肝郁伤神所致的失眠，症见失眠多梦、精神抑郁或急躁易怒、胸胁苦满或胸膈不畅、口苦目眩、舌边尖略红、苔白或微黄、脉弦。

用法用量：口服。每次 3 粒，晚饭后及临睡前各服 1 次。小儿酌减或遵医嘱。

注意事项：①注意避免精神刺激、酗酒、过度疲劳。②睡前避免摄食过量，不参加导致过度兴奋的活动等。

4. 甜梦口服液

甜梦口服液主要组成为刺五加、蚕蛾、黄精、党参、桑椹、砂仁、黄芪、山楂、枸杞子、淫羊藿、熟地黄、茯苓、陈皮、法半夏、马钱子、山药、泽泻，功效为益气补肾、健脾和胃、养心安神。本品可用于治疗头晕耳鸣、视减听衰、失眠健忘、食欲不振、腰膝酸软、心慌气短、中风后遗症，对脑功能减退、冠状血管疾患、脑血管梗死、脱发也有一定疗效。

用法用量：口服。每天 2 次，每次 10 ～ 20mL。

注意事项：①对本品主要成分过敏者禁用。②孕妇及哺乳期妇女慎用。③避免与镇静类药物合用，防止药效叠加。

5. 舒肝解郁胶囊

舒肝解郁胶囊是由贯叶金丝桃、刺五加组成的中成药，功效为疏肝解郁、健脾安神，适用于轻、中度单相抑郁症属肝郁脾虚证者，症见情绪低落、兴趣下降、失眠、入睡困难、早醒、多梦、紧张不安、急躁易怒、食少纳呆、胸闷、疲乏无力、多汗、疼痛、舌苔白或腻、脉弦或细。

用法用量：口服。每日 2 次，每次 2 粒，早晚各 1 次。疗程为 6 周。

药理作用：非临床药效学试验结果显示，本品能缩短大鼠强迫性游泳不动时间和小鼠悬尾不动时间；能增强小鼠 5- 羟色氨酸（5-HTP）甩头行为；能增强吗啡的降温作用；能减少利血平致小鼠眼睑卜垂的动物数，降低小鼠脑组织 5- 羟色胺（5-HT）及其代谢物 5- 羟吲哚乙酸（5-HIAA）的含量。

注意事项：肝功能不全的患者慎用。在临床上如果患者正在应用舒肝解郁胶囊进行治疗，那么其需要在医师指导下进行药物用量的调整及停药，切记不要擅自进行药物的减药或停药，以免出现一些不良反应。患者如果突然停用这种药物，有可能会导致患者原有的症状复发，或者出现原有症状加重的情况。

6. 刺五加片

刺五加片主要成分为刺五加。辅料为碳酸钙、淀粉、滑石粉。本品为糖衣片或薄膜衣片，除去糖衣后显棕褐色。其味微苦、涩，功效为益气健脾、补肾安神，可用于治疗脾肾阳虚、体虚乏力、食欲不振、腰膝酸痛、失眠多梦。

用法用量：口服。每日 2 次，每次 2 ～ 3 片。

注意事项：①忌油腻食物。②服药期间保持情绪稳定。③本品宜饭前服用。④按照用法用量服用，小儿及孕妇应在医师指导下服用。⑤服药 2

周，或服药期间症状未明显改善，或症状加重者，应立即停药并到医院就诊。⑥药品性状发生改变时禁止服用。⑦儿童必须在成人监护下使用。⑧请将此药品放在儿童不能接触的地方。⑨如正在服用其他药品，使用本品前请咨询医师或药师。

三、肝郁化火

本型患者多见于中青年女性，辨证要点为不寐、情绪急躁、口干口苦、小便黄赤、大便秘结、舌红苔黄、脉弦数。本证多因郁怒伤肝，肝失条达，气郁化火，上扰心神所致。故用清泻肝火、镇心安神治疗本病，可选的中成药有百乐眠胶囊、解郁安神胶囊等。

1. 百乐眠胶囊

百乐眠胶囊主要组成为百合、刺五加（生）、首乌藤、合欢花、珍珠母、石膏、酸枣仁、茯苓、远志、玄参、生地黄、麦冬、五味子、灯心草、丹参，辅料为淀粉。其功效为滋阴清热、养心安神，可用于治疗肝郁阴虚型失眠，症见入睡困难、多梦易醒、醒后不眠、头晕乏力、烦躁易怒、心悸不安等。

用法用量：口服。每日 2 次，每次 4 粒，14 天为 1 个疗程。

注意事项：①忌烟酒，以及辛辣、油腻食物。②服药期间要保持情绪乐观，切忌生气恼怒。③高血压、心脏病、糖尿病、肝病、肾病等慢性病严重者应在医师指导下服用。④服药 7 天症状无缓解，应去医院就诊。⑤儿童、年老体弱者应在医师指导下服用。⑥对本品过敏者禁用，过敏体质者慎用。⑦本品性状发生改变时禁止使用。⑧儿童必须在成人监护下使用。⑨请将本品放在儿童不能接触的地方。⑩如正在使用其他药品，使用本品前请咨询医师或药师。

2. 解郁安神胶囊

解郁安神胶囊主要组成为柴胡、郁金、栀子（炒）、半夏（制）、白术（炒）、浮小麦、远志（制）、甘草（炙）、石菖蒲、百合、胆南星、大枣、龙齿、酸枣仁、茯苓、当归，功效为疏肝解郁、安神定志，可用于治疗情志不舒、肝郁气滞等所致的心烦、焦虑、失眠、健忘，以及更年期综合征、神经官能症等。

用法用量：口服。每天 2 次，每次 4 粒。

注意事项：①使用此药期间，应少食生冷及油腻难消化食物。②服药期间尽量保持乐观情绪，避免生气和烦躁。③若服药一段时间，症状无明显改善，应去医院就诊。

四、心肾不交

本证多见于中年女性或者体质虚弱者，与西医心律失常、神经官能症等相似。其临床表现为心悸不安，不能入睡，多见精神兴奋、面部潮红、舌红少苔、脉弦细。本证以失眠，伴见心火亢、肾水虚的症状为辨证要点，故用滋肾潜阳、交通心肾法治疗本病，可选的中成药有磁朱丸、交通心肾胶囊、琥珀安神丸、补肾益脑丸、乌灵胶囊等。

1. 磁朱丸

磁朱丸主要组成为磁石（煅）、朱砂、六神曲（炒），功效为重镇安神、聪耳明目，主治心肾阴虚、心阳偏亢之心肾不交证，症见视物昏花、耳鸣耳聋、心悸失眠，亦用于治疗多种类型精神疾患，癫痫，白内障，青光眼，视网膜、视神经、玻璃体、晶状体病变及房水循环障碍等证属心肾不交者。磁朱丸来源于唐代孙思邈的《备急千金要方》，一名"神曲丸"。

用法用量：口服。小蜜丸，每日3次，每次3g。水丸，18粒重量为1g，成人每日2次，每次3～6g；7岁以下小儿服成人1/2量。

药理作用：本品主要有恢复变异之晶状体物质功能、镇静催眠等作用。朱砂有镇心安神功效，具有抗心律失常作用；磁石、朱砂内服有镇静催眠作用。磁石、朱砂合用，使心肾相交、水火既济，则耳聋目昏及心悸失眠之症皆除。

注意事项：①脾胃虚弱而胃脘疼痛者慎用。②气虚下陷、急性眼痛、孕妇，以及胃溃疡、肝肾功能差者禁用。③不宜多服或久服。④不宜与碘、溴化物并用。

2. 补肾益脑丸

补肾益脑丸主要组成为鹿茸（去毛）、红参、熟地黄、枸杞子、补骨脂（盐制）、当归、川芎、牛膝、麦冬、五味子、酸枣仁（炒）、朱砂（水飞）等16味药物，功效为补骨益气、养血生精，可用于治疗气血两虚、肾虚精亏、心悸气短、失眠健忘、遗精盗汗、腰腿酸软、耳鸣耳聋。

用法用量：口服。每天2次，每次8～12粒。30天为1个疗程。

注意事项：①忌辛辣、生冷、油腻食物。②本品宜饭前服用。③高血压、心脏病、糖尿病等慢性病患者应在医师指导下服用。④本品不宜长期服用，服药1周症状无缓解，应去医院就诊。⑤对本品过敏者禁用，过敏体质者慎用。⑥药品性状发生改变时禁止服用。⑦请将此药品放在儿童不能接触的地方。⑧如正在服用其他药品，使用本品前请咨询医师或药师。⑨儿童、孕妇及哺乳期妇女禁用，肝肾功能不全者禁用，感冒发热患者禁用。

3. 琥珀安神丸

琥珀安神丸主要组成为生地黄、玄参、天冬、麦冬、丹参、当归、琥珀、龙骨、人参、茯苓、大枣、甘草、柏子仁、五味子、酸枣仁、远志等，功效为育阴养血、补心安神、镇惊安神、滋阴清热、固肾。本品在临床上主要适用于如下病症：①神经衰弱。主要症状表现为心悸不安、心烦不寐、多梦、头晕耳鸣、健忘、腰酸、口干津少等。②心律不齐、更年期综合征及心脏神经官能症。症见心悸怔忡，心烦少寐，头晕目眩，耳如蝉鸣，五心烦热等。③遗精。主要症状为多梦纷纭，遗泄时作，劳心思虑则更甚，失眠健忘，或兼心悸易惊、神疲气短等。

注意事项：①服本药时不宜同时服用藜芦、五灵脂、皂荚或其制剂，不宜喝茶和吃萝卜，以免影响药力。②本品宜餐后服。③服用本品1周后症状未见改善，或症状加重者，应立即停药并去医院就诊。④对本品过敏者禁用，过敏体质者慎用。⑤本品性状发生改变时禁止使用。⑥儿童必须在成人监护下使用。⑦请将本品放在儿童不能接触到的地方。⑧如正在使用其他药品，使用本品前请咨询医师或药师。

4. 交通心肾胶囊

交通心肾胶囊主要组成为黄连、肉桂、益智、枸杞子、山茱萸、女贞子、菟丝子（炒）、地黄、石菖蒲、远志、酸枣仁（炒）、陈皮、泽泻（炒），具有交通心肾、补肾益精、清心安神的功效，可用于治疗心肾不交、肝肾阴虚所致的心悸不宁、虚烦不寐、多梦易醒、眩晕耳鸣、腰膝酸软、遇事善忘、五心烦热、神疲乏力、尿频，也可用于更年期综合征，以及神经衰弱见上述证候者。

用法用量：口服。每天3次，每次3粒。

注意事项：①忌辛辣、生冷、油腻食物。②感冒发热患者不宜服用。

③本品宜饭前服用。④高血压、心脏病、肝病、糖尿病、肾病等慢性病患者应在医师指导下服用。⑤本品不宜长期服用，服药2周症状无缓解，应去医院就诊。⑥严格按用法用量服用，儿童应在医师指导下服用。⑦对本品过敏者禁用，过敏体质者慎用。⑧本品性状发生改变时禁止使用。⑨儿童必须在成人监护下使用。⑩请将本品放在儿童不能接触的地方。⑪如正在使用其他药品，使用本品前请咨询医师或药师。

5. 乌灵胶囊

乌灵胶囊成分为乌灵菌粉，功能补肾健脑、养心安神，适用于神经衰弱，证属心肾不交者，症见失眠、健忘、神疲乏力、腰膝酸软、脉细或沉无力等。

用法用量：口服。每天3次，每次3粒。

注意事项：①忌烟酒，以及辛辣、油腻食物。②服药期间要保持情绪乐观，切忌生气恼怒。③高血压、心脏病、糖尿病、肝病、肾病等慢性病严重者应在医师指导下服用。④孕妇慎用，儿童及年老体弱者应在医师指导下服用。⑤服药7天症状无缓解，应去医院就诊。⑥对本品过敏者禁用，过敏体质者慎用。⑦本品性状发生改变时禁止使用。⑧儿童必须在成人监护下使用。⑨请将本品放在儿童不能接触的地方。⑩如正在使用其他药品，使用本品前请咨询医师或药师。

五、心虚胆怯

本型失眠脏腑定位在心、胆，病机为心虚胆怯、心神不安，临床表现为不寐多梦、易于惊醒、胆怯心悸、遇事善惊、健忘、气短倦怠、小便清长、舌淡、脉弦细，故治以益气养心、安神定志之法，可以选用的中成药为安神定志丸、七叶神安滴丸等。

1. 安神定志丸

安神定志丸主要成分为远志、石菖蒲、茯神、茯苓、朱砂、龙齿（先煎）、党参，功效为宁心保神、益血固精、壮力强志、清三焦、化痰涎、育养心神、大补元气，主咽干、惊悸、怔忡、健忘安神。方中朱砂、龙齿重镇安神，远志、石菖蒲入心开窍，除痰定惊，同为主药；茯神养心安神，茯苓、党参健脾益气，协助主药宁心祛痰。

主治：①失眠。因惊恐而失眠，夜寐不宁，梦中惊跳怵惕。②心悸。

尤其对心虚胆怯之心悸有良效。

注意事项：若属神志昏迷，不应使用安神定志法，宜用开窍醒神法。正如叶仲坚所言神气舍心，精神毕具，心者生之本，神之舍也，且心为君主之官，主不明则精气乱，神太劳则魂魄散，所以寤寐不安，淫邪发梦，轻则惊悸怔忡，重则痴妄癫狂也，朱砂具光明之体，色赤通心，重能镇怯，寒能胜热，甘以生津，抑阴火之浮游，以养上焦之元气，为安神之第一品，心若热，配黄连之苦寒泻心热也，更佐甘草之甘以泻之，心主血，用当归之甘温归心血也，更佐地黄之寒以补之，心血足则肝得所藏，而魂自安，心热解则肺得其职，而魄自宁也。因此朱砂能治心神昏乱，惊悸怔忡，失眠多梦。从临床应用上看，如果是轻度失眠患者，可适当服用安神定志丸进行控制，由于此方中重镇药（朱砂）用量较大，常服容易损伤脾胃功能，所以不可久服，朱砂含汞也不可久服。对于失眠时间较长或较为严重的患者，或服用西药控制睡眠的患者，在可能的情况下应尽量避免服用西药以免产生依赖性，让病情进一步恶化。

2. 七叶神安滴丸

七叶神安滴丸的主要成分是三七叶总皂苷，具有益气安神、活血止痛的功效，临床上通常用于治疗心气不足引起的失眠、心悸、胸闷、胸痛等症状。现代研究发现此药具有抗血小板凝聚及溶栓的作用，具有扩张血管、降低心肌耗氧量，还有降血脂、抗炎、抗氧化等作用，临床上对于心绞痛、心肌梗死、脑梗死、动脉硬化等疾病的治疗效果显著。

注意事项：①患者应注意清淡饮食，避免辛辣、油腻和刺激性食物的摄入。②患者要注意劳逸结合，避免过度劳累，保证充足的睡眠。③注意保持情绪稳定，避免受精神紧张、压力过大、易怒等的影响。④高血压、心脏病、糖尿病、肝病、肾病等慢性病严重者应在医师指导下服用。

六、瘀血扰神

本型临床表现为烦扰不安，心悸，夜不能寐，且易惊醒，甚则彻夜不眠，精神紧张，痛苦不堪，舌质暗紫，脉多弦细而涩。此因心神被瘀血阻滞而不得守藏而致。本证型各年龄段均有发病，其中以中年女性最常见。本证治疗以活血化瘀、通窍安神为主，可以选用的中成药有血府逐瘀丸、血府逐瘀口服液等。

血府逐瘀丸

血府逐瘀丸主要组成为当归、赤芍、桃仁、红花、川芎、地黄、牛膝、枳壳（麸炒）、桔梗、柴胡、甘草，具有活血祛瘀、行气止痛功效，主治瘀血内阻之头痛或胸痛、内热瞀闷、失眠多梦、心悸怔忡、急躁善怒。本品还可用于治疗头痛眩晕、脑损伤后遗症、冠心病、心绞痛等。

用法用量：口服。每日2次，每次1～2丸，空腹用红糖水送服。

药理作用：本品可以抑制血小板聚集、改善血液流变性、改善微循环、抗炎、降血脂及增强腹腔巨噬细胞的吞噬作用。将本品中的药物制成静脉注射液，并经实验研究证明，其在试管内有缩短复钙时间、凝血酶原时间和凝血酶时间的作用，但亦有抑制二磷酸腺苷诱导的家兔血小板聚集和促进血小板解聚的作用，并能复活肝脏的清除能力。服用本方患者，其全血比黏度、血浆比黏度、血细胞比容、红细胞沉降率、纤维蛋白原含量，以及体外血栓形成等各项血液流变学指标均见明显改善。此外，有关实验还证明该方能使肠系膜细动脉及静脉口径明显扩张，毛细血管开放数量明显增多，血流速度加快，红细胞聚集及白细胞贴壁、滚动及堆积等现象明显改善，血流停滞现象消失。

七、心火炽盛

本证型多因情志抑郁化火，或火热之邪内侵，或过食辛辣刺激食物、温补之品，久蕴化火，扰神迫血而成。本型以心烦失眠、惊悸不安、头晕、健忘、手足心热、口舌糜烂、舌质红、苔少、脉细数为辨证要点。心藏神，劳累过度，耗血伤阴，心火炽盛，扰动心神。《清代名医医案精华》云："寐多寐少，悸动不宁，甚则惊惕是心之症。"由此可见心火独炽，是导致失眠的主要原因。故本证型治以清心泻火安神，可以选用的药有天王补心丹、朱砂安神丸、神衰胶囊等。

1. 天王补心丹

天王补心丹是常用中成药，其方剂组成来源于《摄生秘剖》一书。此方由生地黄、人参、玄参、天冬、麦冬、丹参、当归、党参、茯苓、石菖蒲、远志、五味子、酸枣仁、柏子仁、朱砂及桔梗共16味中药组成。

天王补心丹具有补心安神、滋阴清热的功效，适用于心肾不足、阴亏血少所致的虚烦心悸、睡眠不安、精衰神疲、梦遗健忘、不耐思虑、大便干燥或口舌生疮等症。近年来，经临床实验与研究证实，本方还有许多新用途，可用于治疗更年期综合征。用天王补心丹治疗更年期综合征的服药方法是为每次服1丸（9g），早晚各服1次，半个月为1个疗程。一般服药1～2个疗程后病情可有所好转或痊愈。

2. 朱砂安神丸

朱砂安神丸由朱砂、黄连、当归、生地黄、炙甘草组成，功能清心养血、镇惊安神，用于治疗胸中烦热、心神不宁、失眠多梦等。

用法用量：口服。大蜜丸1次1丸，小蜜丸1次9g，水蜜丸1次6g，每日2次，温开水送服。

药理作用：朱砂安神丸能抗心律失常，明显缩短清醒期，延长慢波睡眠Ⅰ期及总睡眠时间，同时加快入睡过程，对失眠患者疗效明显。

注意事项：①心气不足、心神不安者勿用。②忌食辛辣、油腻及有刺激性食物，忌烟酒。③因消化不良、胃脘嘈杂，而怔忡不安、不眠者忌服。④孕妇忌服。⑤与碘、溴化物不宜并用，因朱砂成分为硫化汞，在胃肠道遇到碘、溴化物会产生有刺激性的碘化汞、溴化汞，引起赤痢样大便，从而产生严重的医源性肠炎。⑥不宜多服久服，儿童尤不宜久用。

八、痰火扰神

本证型多由饮食不节，暴饮暴食，恣食肥甘生冷，或嗜酒成癖，导致肠胃受热，痰热上扰。本型以心烦不寐、胸闷痰多、口苦、呕涎、眩晕、惊悸、苔黄而腻、脉象滑数或弦滑而数为辨证要点。心神被痰气所扰，导致心神不得收藏故而发病。故本证型治以清热化痰安神，可以选用的中成药有清脑复神液、牛黄清心丸、安脑丸等。

1. 清脑复神液

清脑复神液主要组成为人参、黄芪、当归、鹿茸（去皮）、菊花、薄荷、柴胡、决明子、荆芥穗、丹参、远志、五味子、酸枣仁等，具有清心安神、化痰醒脑、活血通络的功效，临床用于治疗神经衰弱、失眠、顽固性头痛，以及脑震荡后遗症所致头痛、眩晕、健忘、失眠等症。

用法用量：若患者症状较轻微，则每天2次，每次10mL；若患者神经衰弱、失眠的问题较重，则每天2次，每次20mL。

注意事项：①孕妇及对酒精过敏者慎用。②注意饮食清淡，杜绝生冷、刺激、油腻性食物，以免影响药物的吸收与疗效。③三餐规律、均衡，不节食、不过饥或过饱。④作息规律，不熬夜、不过度劳累。⑤保持心情舒畅，忌忧、思、恼、怒。⑥戒烟戒酒。⑦配合适当体育锻炼来增强身体素质，以达到治病防病的目的。⑧患者感冒、发热时不建议口服清脑复神口服液，因其有温阳药物，易助火生热。

2. 牛黄清心丸

牛黄清心丸主要组成为人工牛黄、人工麝香、人参、白术（麸炒）、当归、白芍、柴胡、干姜、阿胶、桔梗、水牛角浓缩粉等27味药物，作用为益气养血、镇静安神、化痰息风，用于气血不足、痰热上扰引起的胸中郁热、惊悸虚烦、头晕目眩、中风不语、口眼歪斜、半身不遂、言语不清、神志昏迷、痰涎壅盛。

用法用量：口服。每天2次，每次1～2丸，小儿酌减。

注意事项：①孕妇慎用。②孕妇、哺乳期妇女、儿童、老年人使用本品应遵医嘱。③运动员慎用。④过敏体质者慎用。⑤儿童必须在成人的监护下使用。⑥如正在服用其他药品，使用本品前请咨询医师。⑦服用前应除去蜡皮、塑料球壳及玻璃纸，本品可嚼服、也可分份吞服。

九、阳虚失潜

本型除有失眠主症外，常见兼证为神疲乏力、畏寒怕冷、手足不温、烦躁不安、紧张焦虑、心悸心慌、口干喜温饮、头晕大便溏、夜尿多、腰膝酸痛，舌脉象依次是舌淡、舌胖、舌边有齿印、苔白、苔润、脉沉、脉细、脉弱。阳虚失眠者兼见阳虚表现容易被辨识，但若由于阳虚阴盛，格阳于外而出现烦躁、头晕头痛、耳鸣等症时，易被误诊为肝阳上亢之证，临证时须仔细辨证。本证治以温阳镇潜之法，可以选用的中成药有安神补脑液等。

安神补脑液

安神补脑液主要组成为鹿茸、制何首乌、淫羊藿、干姜、甘草、大枣、维生素B_1。辅料为苯甲酸、苯甲酸钠、蔗糖、羟苯乙酯。该药品具有健脑安神、生精补髓、益气养血等功效，适用于神经衰弱、失眠、健忘、头晕、乏力，以及神经衰弱见上述症状者。

用法用量：口服。每天2次，每次1支。

注意事项：①忌烟酒，以及辛辣、油腻食物。②服药期间要保持情绪乐观，切忌生气恼怒。③感冒发热患者不宜服用。④高血压、心脏病、肝病、糖尿病、肾病等慢性病严重者应在医师指导下服用。⑤儿童、孕妇、哺乳期妇女、年老体弱者应在医师指导下服用。⑥服药7天症状无缓解，应去医院就诊。⑦对本品过敏者禁用，过敏体质者慎用。⑧本品性状发生改变时禁止使用。⑨儿童必须在成人监护下使用。⑩请将本品放在儿童不能接触的地方。如正在使用其他药品，使用本品前请咨询医师或药师。

附：河南省中医院院内制剂

神衰胶囊

神衰胶囊为王立忠教授所创的河南省中医院院内制剂，主要用于治疗心火炽盛型失眠。方药组成为西洋参60g（亦可用太子参代之），朱砂、琥珀各15g，薄荷、豆蔻、蝉蜕各10g。

制作方法：先将西洋参（或太子参）、薄荷、豆蔻、蝉蜕烘干，加工过筛成粉，然后与朱砂、琥珀混匀，再行加工为极细面，装胶囊而成。

用法用量：每次5粒，每日2次，温开水送服，严重者可用灯心草10g煎水送服。

功能主治：益气养阴，镇定安神。主治多数神经衰弱患者所具有的头晕头痛、失眠多梦、记忆力减退、精神不易集中、情绪不宁等症状。

加减配伍：偏肾阴虚者，可选配磁朱丸；心脾两虚者，加服归脾丸；肝郁月经不调者，配逍遥丸；食欲不振者，加香砂六君子丸调理。

第十章　失眠的预防措施

不寐原因甚多，病因病机复杂，涉及生理、心理及环境等多重因素。单独依靠药物，而不注意精神及生活方面的调摄，往往影响疗效。故除用规范药物治疗外，科学的预防措施对改善患者睡眠质量具有关键作用。本病除上述药物治疗外，还可从精神调护、睡眠卫生、饮食运动三方面综合干预。如帮助患者消除顾虑及紧张情绪，保持心情舒畅，或嘱患者睡前少思虑，平时避免烟酒、浓茶之品，适量运动等，帮助患者形成健康的生活方式。

一、注意精神调护

《黄帝内经》云："恬淡虚无，真气从之，精神内守，病安从来。"其强调心神安宁为健康之本。因此，经常保持乐观的情绪、心胸开阔，以及控制情志使之不过激，不做非分之想，积极进行心理情志调整，克服过虑、紧张、兴奋、焦虑、抑郁等不良情绪，做到喜怒有节，保持情绪舒畅，尽量放松，顺其自然地对待睡眠，这对预防失眠有重要意义。

情绪性睡眠障碍患者优先采用非药物干预，如自我调整、向亲人或朋友倾诉，或进行专业心理咨询以疏导情绪，而避免自行使用镇静催眠类药物来调节睡眠。失眠是由心理、疾病、药物、环境、体质五大因素引起，单纯依赖镇静催眠类药物可能会适得其反。据不完全统计，在青年群体中，约90%的失眠皆是因焦虑、抑郁等情绪问题而引发。失眠轻者则表现为入睡困难，或者梦多，睡眠质量下降；重则彻夜不寐。患者次日则出现神疲乏力，精神不振，甚则产生性格的变化，出现急躁、焦虑、郁闷不乐等不良情绪。

故而心神安定是防治失眠的重要条件，心理健康能帮助人们快速平复情绪波动，保持心情愉快，当遭遇压力时，不会陷入"越想睡越清醒"的焦虑循环。

二、讲究睡眠卫生

讲究睡眠卫生是有助于促进健康睡眠的正确态度、卫生措施和卫生习惯。部分患者的失眠症状是由于不注意睡眠卫生所引起的，如睡觉、起床时间不规律，躺在床上阅读和看电视，晚上吃较多令人不适的食物，睡前饮酒吸烟等。

讲究睡眠卫生，需要从以下几方面入手。第一，了解睡眠的重要性，对于睡眠要有正确的态度和观念，既不能忽视睡眠也不能轻视睡眠，更不能滥用睡眠的权利，合理充足的睡眠才是健康的重要保障。第二，培养和坚持合理的睡眠习惯，良好的睡眠习惯是健康睡眠的基础和保障。大多数患者最初由于繁忙的工作、压力而熬夜，之后甚至通宵工作，久而久之，生物钟随着晚睡的习惯而改变，最后到需要睡觉时开始难以入睡。第三，创造有利于健康睡眠的环境，以及采取心理卫生措施，以积极的生活态度、乐观的心态面对工作生活，并且多参与让人心情愉悦的娱乐活动。第四，建立一种合理而健康的生活方式，包括适当的运动、均衡饮食，使身体处于健康状态，形成有规律、高质量的睡眠。

而医者则可嘱咐患者形成有规律的作息时间，严格规定起床和睡觉时间，白天尽量不小睡，睡前避免从事紧张、兴奋的活动，注意睡眠环境的安静，床铺尽量舒适，卧室光线要柔和，尽量减少噪声，除去各种可能影响睡眠的外在因素。此外，医者应指导患者从事适当的体力活动或锻炼，增强体质，促进身心健康。

三、合理饮食与运动

失眠者应避免睡前饮用咖啡、浓茶，或有兴奋性的饮品，注意饮食规律，建议采用"早上吃好，中午吃饱，晚上吃少"的进食模式，以清淡饮食为主，降低肠胃负担，这样才能有利于健康，有利于睡眠。药补不如食补，科学食疗可以对失眠起到一定的治疗效果。如桃子、苹果、胡桃、荔枝、玉米、笋干、芹菜等富含纤维的水果和蔬菜有利于清肠，小肠和心相表里，肠清则心火不旺。又如桑椹、龙眼肉、大枣、银耳、木耳、百合、莲子、牛奶、蜂蜜等养心安神的食物，均有助于提高睡眠质量。另外，经常性的体育锻炼亦能促进睡眠，如坚持散步、慢跑，以及练气功、太极拳、太极剑等。生活规律，劳逸结合，对预防失眠亦十分重要。

本病患者病程较长，治愈后易复发，所以应注意康复治疗。一般可将原来有效的方药制成丸剂，让患者继续服用几周，以巩固疗效。医者应叮嘱患者注意祛除或避免原来的病因或诱因，加强意志锻炼，保持心情舒畅，每天参加适当的体力劳动，加强体育锻炼，增强体质，积极参加怡情养性的文艺活动，以调节心神，也可配合气功、太极拳、太极剑等辅助治疗，促进康复。

总之，本病由心神失舍所致。医者应帮助患者消除顾虑和紧张情绪，劝其解除烦恼，使其树立信心配合治疗；积极帮助患者寻找失眠的相关因素，祛除不良影响，养成豁达、乐观的生活态度。患者应坚持早睡早起，按时作息，睡前宽衣解带，不吸烟，不饮浓茶、咖啡及酒等，少吃零食，养成良好的生活习惯。

后 记

苍生大医　后学楷模

　　2008 年，我硕士毕业进入河南省中医院工作后，有幸跟师王立忠教授。王立忠教授是我进入中医临床实践的领路人，他带领我完成了从中医理论到临床应用的跨越。跟诊期间，我目睹了中医的疗效和魅力，从而增强了对中医的信心，激发了深入学习中医的热情。这一从理论到实践的过程至关重要，有不少中医学子正是因为在这一阶段没有遇到一个好的老师，从而失去了对中医的信心，甚至对中医能否治病产生怀疑。为此，我深感幸运。耳濡目染，受益匪浅，我把跟师所学应用到日常工作中，日渐受到患者的认可与信赖，并对中医之路坚定不移，这全得益于王立忠教授的言传身教。

　　王立忠教授经常教导我们要谨遵孙思邈"大医精诚"的精神，对待患者无论长幼尊卑，都要一视同仁，每位患者前来求诊，都是把身家性命交付给我们，我们不能辜负这份厚重的信任，更不能因患者身份地位不同而有差别之心，医者以"德"为先，王立忠教授这样教导我们，也一直用他的实际行动践行着。他已八十多岁高龄，虽行动不便，但仍坚持每周坐诊四次。每次有从外地赶来没能挂上号的患者，王立忠教授总是宁愿加班也不忍让他们再跑一趟，患者感激地不停说谢谢时，他总是挥挥手说："谢啥呢，你们都不容易，能看就帮你们看！"王立忠教授虽然平时对待学生要求严格，该批评就严肃批评，对患者却从来都是笑容满面，和声细语。他说，患者生病心理压力本就大，我们首先要缓解他们的心理压力，这样用药的效果才会更理想。王立忠教授仁心厚德，一心为患者，其不愧为苍生大医。

王立忠教授活到老学到老的精神值得我们后辈敬仰和学习。他从青年时期就一直勤思善悟，注重总结，遇到问题便想方设法拜访前辈求教。国医大师李振华教授在《王立忠临证医集》序中写道："他常冒雨或不管酷暑严寒为了一篇文章或一个病案，几次三番地同我交换意见。我虽学识浅薄，也乐意与他共同交流和探讨。他的这种求真务实、积极进取的精神将激励更多的人为中医事业而奋斗。"正是日复一日、年复一年的勤学好问与不断积累，王立忠教授才取得了令人钦佩的成就。退休后，王教授也没有懈怠，每日上午出诊看病，下午读书查阅资料。遇到疑难棘手的病例，则翻阅古籍资料；遇到典型有效的验案，则记录整理。退休后20余年，王立忠教授笔耕不辍，在报纸杂志上发表了论文70余篇，出版著作近10部，给后学者留下了一笔宝贵的财富。如此精益求精、勤学善思的精神实为吾辈之楷模。

21世纪以来，物阜民丰，然而随着社会生活节奏的加快，越来越多的人陷入"无奈夜长人不寐"的困扰。据不完全统计，中国约有3亿成年人有睡眠障碍，约1/4的老年人、1/6的青年人患有不同程度的失眠，其中女性多于男性，脑力劳动者多于体力劳动者。在经济发达、工作节奏较快的地区，失眠患者所占比重更大，失眠已经成为一种现代病，严重影响人们的身心健康，应当引起全社会的足够重视。然而西医学对此病疗效甚微，大量患者因长期依赖镇定药物而深受其不良反应之害。中医对治疗失眠有着更加精妙的认识和治疗方法，但却不被大众广泛知晓。

本书的出版可谓顺时代所需，应大众所求。王立忠教授擅长内科疑难杂症，尤对脑病颇有研究，数年来不断探索创新，为无数患者解除了顽疾，其精心研制的院内制剂"神衰胶囊"治疗失眠疗效显著，常供不应求，我也经常推荐给身边有需要的亲人朋友使用。本书系统记录了王教授治疗失眠的理论、用药经验及验案，是较少有的专门论治失眠的中医专著，且凝聚了王立忠教授毕生治疗失眠的宝贵经验。有些药物用量非亲身应用无法体会到疗效，如大剂量应用半夏30g治疗失眠，最初我对此也心存疑虑，担心量大会产生不良反应，但经亲自给患者使用后，观察发现，其非但没有不良反应，且应用得当，的确效如桴鼓。此书虽是专论失眠，但我认为凡中医从业者，无论从事任何专科专病，均可认真研读本书。中医之理，一通百通，窥一斑而知全豹，掌握了中医名家的学术思想精髓，其辨治思路对我们临床治疗各种疾病都大有裨益。

王立忠教授不仅医术精湛，才高德厚，还心系中医传承，诊病间隙，时刻不忘把患者的情况结合中医理论讲解给学生听，指导学生整理病案、总结理论，不厌其烦地帮助修改。他和学生们开玩笑说："我把我的看家本领都讲给你们听啦，我不怕你们都学去，老师希望你们将来个个都能比老师强！"王立忠教授常对我说："在所有弟子中你是跟诊时间最久、对我的经验掌握最熟悉的学生了，一定要坚持临证，不断精进！"听着老师的殷殷期望，我深感惭愧。自己天资愚钝，才疏学浅，所学乃一鳞半爪，承蒙王教授多年悉心教导，恩重如山。岐黄之路，道阻且长，此生唯有不懈地向着中医这座魅力闪耀的高山攀登，才能无愧于恩师的教诲。

《失眠临证辨治心悟》一书出版在即，这是记载王立忠教授60余载行医经验精髓的又一力作，受王教授之托撰写后记，不胜惶恐，唯借此机会表达对恩师的敬仰与感恩之情，同时也衷心希望中医前辈们的宝贵学识和精神能够薪火相传！

赵润杨

2025 年 3 月

参考文献

［1］张士金.浅谈营卫不和与老人不寐的关系［J］.河南中医，2003，23(8)：5-6.

［2］孙建伟，许佳，陈景杰，等.从营卫失和谈不寐的病机及证治［J］.吉林中医药，2010，30(9)：739-740.

［3］老膺荣，杨志敏，李艳，等.卫气不利成失眠扶阳助卫治不寐——从《黄帝内经》论不寐的基本病机及治则［J］.辽宁中医药大学学报,2008(5)：23-25.

［4］邱晓慧.浅谈不寐从三阳论治的体会［J］.天津中医药，2010，27(3)：221-222.

［5］蔡燕蓉，黄杰诚.从阴阳气血失调辨治不寐［J］.山东中医杂志，2005，24(3)：186.

［6］黄韬.从阴阳消长析"五脏皆有不寐与从肝论治"［J］.中医文献杂志，2009，27(6)：34-35.

［7］陈童慧，袁立霞.从脏腑辨证角度浅谈阴虚不寐［J］.天津中医药，2010，27(4)：308-309.

［8］许良.亢害承制与从肝论治失眠症［J］.上海中医药杂志，2007.41(7)：22-23.

［9］苏泓，王翘楚.王翘楚教授从肝论治失眠症［J］,中医药通报，2006，5(1)：51-53.

［10］王钰，林祖辉.裘昌林调肝治不寐临床经验［J］.中医杂志，2004.45(11)：822-823.

［11］王平，孔明望.疏肝解郁论治失眠［J］.湖北中医杂志，2001，23(10)：17-18.

［12］曹德岐.不寐从肝论治二则［J］.广西中医药，2002，25(6)：

39.

[13]田志华，郑鸿波.肝气虚证治初探[J].陕西中医，2007(6):738-739，742.

[14]袁建芬.不寐证从胆论治的体会[J].安徽中医临床杂志，2002，14(6)：487.

[15]苏风哲，卢世秀.路志正教授从五脏论治不寐经验[J].世界中西医结合杂志，2010，5(1)：1-3.

[16]崔春风.田令群从火论治不寐的经验[J]新中医，1998，30(9)：9-10.

[17]杨珂，不寐病理因素探讨[J]河南中医，2010.30(6)：618-619.

[18]苏卫东，赵兰坤，陈际苏.不寐从脾胃论治[J].山东中医杂志，1998，17(6)：247-248.

[19]殷鸿."胃不和则卧不安"证机探析[J].江苏中医，1997，18(3)：48.

[20]李绍旦，杨明会.不寐之中医"脑""胃"学说体系构建的理论初探[J]中医杂志，2010，51(2)：25-26.

[21]段喜乐.从五脏谈不寐病机[J].中国社区医师，2009，11(17)：143-144.

[22]舒进田，石建太.活血化瘀法治疗不寐小议[J].陕西中医，2009，30(4)：511.

[23]王术风，胡翔燕.曹晓岚调气活血法治疗不寐经验[J].山东中医杂志，2007，26(7)：486-487.

[24]王维伟，陈建杰.试谈肝性不寐[J].辽宁中医药大学学报，2008，10(2)：25-26.

[25]许佳，孙建伟，陈景杰，等.从七情角度探讨不寐的辨证论治[J].中国中医基础医学杂志，2010，16(8)：717-718.

[26]徐云生.邓铁涛教授治疗失眠的经验[J]新中医，2000，32(6)：5-6.

[27]鲁建锋，裘生梁，陈君峰.陈意治疗不寐证经验[J].中华中医

药学刊，2009，27(1)：31-32.

　　[28] 高学敏 . 中药学 [M] .2 版 . 北京：中国中医药出版社，2007.

　　[29] 吕景山 . 施今墨对药 [M] .3 版 . 北京：人民军医出版社，2005.

　　[30] 朱步先，何绍奇 . 朱良春用药经验 [M] . 上海：上海中医学院出版社，1989.

　　[31] 王立忠 . 王立忠临证方药心悟 [M] . 北京：中国中医药出版社，2018.